孕产期盆底健康手册

HOLD IT MAMA
The Pelvic Floor & Core Handbook
for Pregnancy Birth & Beyond

[澳] 玛丽·奥德怀尔（Mary O'Dwyer） 著

朱 兰 主译

全国百佳图书出版单位

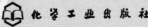

化学工业出版社

·北京·

Hold it Mama: The Pelvic Floor & Core Handbook for Pregnancy Birth & Beyond edition/by MARY O'DWYER

Copyright © 2011 by MARY O'DWYER. All rights reserved.

本书中文简体字版由 RedSok Publishing 授权化学工业出版社独家出版发行。

未经许可，不得以任何方式复制或抄袭本书的任何部分，违者必究。

北京市版权局著作权合同登记号： 01-2022-5834

图书在版编目（CIP）数据

孕产期盆底健康手册/（澳）玛丽·奥德怀尔（Mary O'Dwyer）
著；朱兰主译．—北京：化学工业出版社， 2022.10

书名原文：Hold it Mama： The Pelvic Floor & Core Handbook for
Pregnancy Birth & Beyond

ISBN 978-7-122-41890-6

Ⅰ.①孕… Ⅱ.①玛…②朱… Ⅲ.①女性-骨盆底-功能性疾病-
康复训练-手册 Ⅳ.①R711.509-62

中国版本图书馆 CIP 数据核字（2022）第 130686 号

责任编辑：高　霞　张　琼
责任校对：王　静
装帧设计：关　飞

出版发行：化学工业出版社
　　　　　（北京市东城区青年湖南街 13 号　邮政编码 100011）
印　　装：三河市延风印装有限公司
710mm×1000mm　1/16　印张 10　字数 162 千字
2023 年 1 月北京第 1 版第 1 次印刷

购书咨询： 010-64518888　售后服务： 010-64518899
网　　址： http://www.cip.com.cn
凡购买本书，如有缺损质量问题，本社销售中心负责调换。

定　　价： 49.80 元　　　　　　版权所有　违者必究

翻译人员名单

主　译：朱　兰

副主译：梁　硕　娄文佳

翻译人员（按姓氏笔画排序）：

王　媛　叶　扬　田维杰　朱　兰

张　雪　赵子辰　娄文佳　高倩倩

郭建宾　梁　硕　蔡丽珠

声 明

    如果您在妊娠期、分娩及产后存在任何关于盆底的问题，请向女性健康物理治疗师、助产士、全科医师、产科医师、妇科或妇泌尿专科医师进行咨询。本书中所列出的建议仅作为专业健康咨询的辅助参考。出版商、作者本人及经销商对任何人因使用或误用本书建议产生的任何伤害和不适不承担责任。作者已经尽最大努力在本书中提供准确而清楚的信息，作者对任何误传信息不承担责任。

（梁硕　译　朱兰　审）

译者序

妊娠与分娩是女性一生之中一段特殊而又深刻的经历。特殊在于身体和心理会发生一系列巨大的变化，深刻在于这些变化或许会留下难以抹除的"痕迹"。妈妈们在享受"为人母"的喜悦时，难免也要面对一些痛苦与尴尬的情况：分娩的阵痛、控制不住的尿液甚至是粪便、严重的陈旧会阴裂伤、松弛的阴道壁、无法忍受的性交疼痛……这些不愉快的感受，很难向伴侣、亲友们倾诉而获得帮助，有些妈妈们隐忍多年，有些即使鼓起勇气寻求医生的帮助，也不知该去什么医院的哪一个科室。

2008 年，中华预防医学会设立盆底防治学组，开展"中国女性盆底功能障碍防治项目"。2014 年成立中华预防医学会盆底疾病防治专委会，在全国范围内推广产后盆底功能的筛查与康复，目前国内盆底康复单位逾八千家。很高兴，越来越多的妈妈们在产后得到早期干预和康复治疗。随着"三胎时代"来临，以盆底肌肉锻炼为基础的盆底康复技术仍将是女性盆底功能障碍性疾病的一线治疗方法。

玛丽·奥德怀尔是一名女性健康照护物理治疗师，她毕业于澳大利亚昆士兰大学和墨尔本大学。她在女性物理治疗与健康咨询方面拥有超过 30 年的从业经验。现在，除了在澳大利亚邦德大学担任高教特任讲师，她还在国际上教授有关女性盆底健康照护与物理治疗的培训课程。

玛丽致力于针对女性进行盆底健康教育，开导她们，并让她们管理相关的盆底问题，赋予女性朋友信心，可以知情决策。在诊所临床工作以外，玛丽希望通过书籍让更多女性了解盆底知识。

这本盆底健康的指导手册是一本科普实践手册，语言通俗易懂，深入浅出地讲解了盆底的解剖、盆底肌的功能；内容全面而丰富，在妊娠期、分娩阶段、产褥期各个不同时期给予指导；它可操作性强，详细介绍了盆底肌锻炼的动作和技巧，容易自行学习和掌握。它更像是一位具备盆底学专业知识的"健身教练"，一位陪你度过人生这段特殊时期的知心"朋友"。

当然，读者在阅读本书若干章节时，可能会注意到有些细节与我们国内产科医生的指导略有不同，特别是分娩这一章，这是由于人种差异、国情的差异，当您感到疑惑时请先咨询您的产检医生或者助产士，而不要自己盲目尝试。

最后，希望这本手册能够真正教给您一些受益终身的盆底锻炼技巧，陪伴您走过一段愉快的妊娠分娩历程！

教授

北京协和医院妇产科　主任医师

中华医学会妇产科学会盆底学组　组长

前　言

　　女性的盆底、骨盆及腹部在妊娠和分娩过程发生了惊人的改变。许多女性和其伴侣对怀孕和分娩可能会带来的盆底及腹部的问题一无所知。我撰写的这本手册主要是面向那些准妈妈和新手妈妈们，以期为她们提供妊娠期、分娩和产后盆底和骨盆问题相关的实用信息和具体解决方案。

　　以下是我经常被问及的问题：

- 阴道分娩过程中如何避免撕裂？
- 剖宫产能预防尿失禁吗？
- 最佳分娩姿势是怎样的？
- 为什么剖宫产术后也需要盆底锻炼？
- 为什么生育后出现了性交疼痛？
- 怎样才能知道自己是否有脱垂？
- 哪种锻炼有助于腹直肌分离的康复？
- 为什么我的剖宫产瘢痕仍有痛感？
- 我做的盆底训练正确吗？

　　妊娠期是进行盆底肌训练的最佳时期，定期的盆底肌训练可以支撑不断增大的子宫、维持尿自禁并控制盆底和腰肌用力。在本书中，我提出了简单易行的盆底肌三步训练法——"感知，控制，训练"，能够帮助您纠正盆底肌肉的活动、增强盆底肌肌力，并学会如何训练盆底肌，达到终身保护盆底的目的。

　　分娩过程中，盆底的整体性可通过由重力辅助的分娩姿势、盆底运动、疼痛管理技巧、幻想训练和放松下颌呼吸法得以加强。在一个安静、安全的环境下分娩，并且有伴侣和护理人员的支持，有助于女性保持注意力集中，相信身体的自然分娩能力。

　　关于阴道分娩和剖宫产后的盆底恢复，本书用专门的章节进行了介绍。阴道分娩和剖宫产术后均有发生盆底和腹部并发症的潜在风险，显然尽早开始肌肉的恢复和瘢痕的修复，对产后女性大有裨益。

女性分娩后，盆底功能和腹部肌肉力量的恢复将成为头等大事。第十二章"*Shrink the Jellybelly*"（收紧小腹运动）介绍了如何从内而外锻炼盆底肌以改善肌力。阴道分娩过程顺利、无任何并发症的产妇，最早可在产后 24~ 48 小时开始训练。这种安全、循序渐进的训练计划有助于盆底肌、核心肌肉以及躯干肌肉的重建以及肌力的维持。

手册中提供的预防性的措施和治疗手段，可帮助最大程度地减少盆底以及盆腔/腹腔出现功能障碍的风险，我希望这些内容能够增强您在妊娠期、分娩期和产后康复的信心。

全书也提供了一些网站作为参考信息的来源，可能因国情不同一些信息的可实践性或各有差异。在决定进行一系列的训练之前，一定要先咨询您的产检医师的意见。

除了为您介绍有关分娩和盆底健康方面的技术，我深切希望这本书能为您带来"为人母"的旅程中所需要的信心、乐趣、身体和精神的双重力量。

玛丽·奥德怀尔（Mary O'Dwyer）

（梁硕 译　朱兰 审）

目 录

第七章 阴道分娩后康复 077

第八章 剖宫产后康复 084

第九章 盆底的自我评估 089

第十章　剖宫产瘢痕, 会阴切开和会阴撕裂　096

第十一章　产后性生活　104

第十二章　产后恢复运动　108

第十三章　部分国家的分娩习俗和产后护理　123

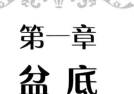

第一章
盆 底

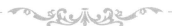

解剖结构

盆底是一个重要的复杂区域，囊括了肌肉、肌腱、神经、血管、韧带和结缔组织。它包含有着强韧结缔组织（即盆内筋膜）的各肌肉层和外生殖器。盆底肌肉位于骨盆带内（图1-1），向前附着于耻骨联合，向后附着于骶髂关节。

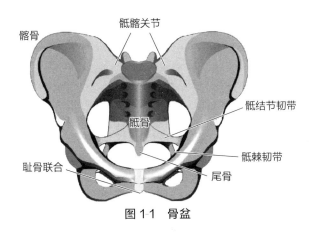

图1-1　骨盆

盆底肌肉（pelvic floor muscles）附着于耻骨下缘，并与脊柱底部的尾骨、骨盆侧壁和坐骨相连（图1-2）。可以把盆底肌看作具有类似蹦床作用的肌肉，它为盆腔器官提供"上提和支撑"的力量，使括约肌闭合，阻止盆腔器官中的液体、气体和固体漏出。健康的盆底肌能在打喷嚏、跑步或提重物时自发上提，以对抗盆腔内增高的压力。当盆底功能出现障碍时，将不再出现这种上提的动作。

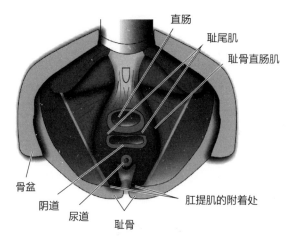

直肠

耻尾肌

耻骨直肠肌

骨盆

阴道

尿道

耻骨

肛提肌的附着处

图 1-2　盆底上面观：尿道、阴道和直肠由肛提肌包绕

不可思议的盆底肌肉

这些"底下的"肌肉不为人知，却承担着多种功能，每天默默地协调各项任务。许多女性错误地认为盆底问题是随生育或衰老出现的正常现象，也不清楚问题发生时究竟该做什么。下面你即将开启一段关于盆底的旅程，了解这一区域是如何工作的，并熟悉盆底内部结构。

了解了盆底的各种功能，你就会意识到定期关注它的必要性，从而有助于保持盆底健康。下文将会讨论健康的盆底肌肉是如何控便、防止器官脱垂、增强性快感、支撑不断增大的子宫的，以及盆底肌肉如何与其它肌肉协同作用，支撑脊柱和骨盆。健康的盆底肌肉自发上提，可协调以下动作。

（一）控便

盆底肌复合体的功能是闭合与加强膀胱、肠道的括约肌（图 1-3），防止在打喷嚏、提重物或运动时有液体、气体和固体漏出。

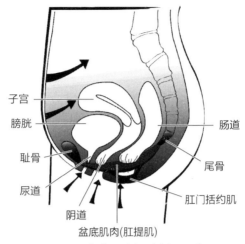

子宫
膀胱
耻骨
尿道
阴道
盆底肌肉(肛提肌)
肠道
尾骨
肛门括约肌

图1-3 盆底肌上提（侧面观）

（二）保护脊柱

盆底肌肉并非单独发挥作用，而是与腹壁深层肌肉（腹横肌）、脊柱深部肌肉（多裂肌）、膈肌紧密联系，共同构成了内部核心肌肉（图1-4）。

盆底肌自动收紧和上提，会使核心肌群同时收缩，共同稳定骨盆和腰椎关节；它们联合强壮的躯干肌肉，共同支撑脊柱，防止在运动过程中受伤。一些有盆底功能障碍的女性，其腹部肌肉收缩会导致盆底下降。本书将在第11页探讨如何训练盆底肌正确地收缩上提。

（三）支撑盆腔器官

活动或提重物时，健康的盆底肌会自发上提，为膀胱、子宫和直肠提供支撑力。当盆腔器官下降并向阴道壁膨出时，盆腔器官脱垂就发生了。盆腔器官脱垂在女性中很常见，可通过培养正确的盆底肌活动习惯和终身维持盆底肌肌力来预防。

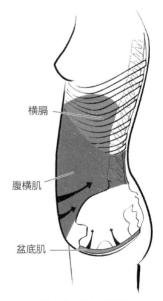

横膈
腹横肌
盆底肌

图1-4 核心肌群

盆底肌和腹横肌收缩，控制腹内压。

（四）参与性的感觉

在性高潮期间，盆底肌肉收缩有助于产生性感觉和提高肌肉收缩强度。性高潮发生时，耻尾肌和其它盆底肌肉有节律地收缩，同时伴随肛门括约肌、直肠、会阴部、输卵管、子宫和阴道的收缩。强健、反应灵敏的盆底肌肉可维持阴道壁的张力和性高潮的感觉。

（五）分娩和排便时盆底打开

胎头着冠后，胎头逐渐下降通过盆底，此时盆底肌肉放松能减少肌肉撕裂的风险。盆底放松也有利于充盈的膀胱和肠道的排空。

是什么导致了盆底功能障碍

认为分娩是引起盆底问题的主要原因，是一个常见的认识误区。尽管对部分女性而言，分娩导致了盆底功能障碍，但许多其它因素也可能引起"下面"（盆底）功能异常。导致盆底疾病的主要原因及其症状将在下一章节详细介绍。

（一）盆底肌肉薄弱

盆底肌肉薄弱的表现包括：
- 打喷嚏、提重物、运动（压力性尿失禁）或性高潮时出现少量漏尿。
- 为防止漏尿而频繁如厕（这种习惯会导致膀胱储尿量减少）。
- 听到水声或将钥匙插入门内就尿急而引起的漏尿（急迫性尿失禁）。
- 不能控制的肛门排气或排便（大便失禁）。
- 排尿或排便不尽。
- 阴道口有肿物膨出，出现坠胀感、盆腔疼痛和性交痛，提示器官已经向阴道壁膨出（盆腔器官脱垂）。

- 同房时，阴道感觉变差，性高潮减弱。
- 姿势不良及呼吸模式改变。
- 慢性骶髂关节和/或腰椎疼痛。

（二）盆底肌肉紧张

盆底肌肉紧张的表现包括：
- 尿急和排尿费力；尿频，但每次排的尿量少。
- 便秘、排便困难、肛裂和痔疮。
- 性交痛或插入卫生棉条时疼痛。
- 盆底和盆底肌肉存在触发点。
- 呼吸方式改变，躯干肌、腹肌和盆底肌肉过度紧张。

（三）便秘

长期用力排便会损伤支配盆底肌的神经，致使对排便及排尿的控制能力下降。慢性便秘造成盆底肌对膀胱、子宫和直肠的支撑减弱，从而引起脏器脱垂。阴道后壁膨出或肛门括约肌松弛困难，会造成排便延迟或排便不尽。

（四）腰围

女性腰围越大，出现盆底功能障碍的风险越高。盆腔内脏周围的脂肪堆积增加了盆底肌肉支撑脏器的负担。内脏脂肪就像一个内分泌腺，它能释放化学物质，削弱结缔组织损伤后（如分娩或盆腔手术后）的修复能力。超重的女性尿失禁患者在减肥后症状可显著改善。研究显示，高热量和富含饱和脂肪酸（奶油、加工过的肉类、油炸食品）的饮食，能使女性患尿失禁的风险增加 2.5 倍。这可能是由于饱和脂肪酸的炎症作用，造成与之相关的内皮功能紊乱（小管和空腔表面覆盖的细胞），导致尿失禁。

（五）负重

当盆底肌肉缺乏快速反应力、上提并保持的协调能力时，负重引起的腹内压增大就会超出盆底肌肉控制的极限。如果负重时盆底肌无法上提并保持，那么盆腔内的支持韧带和结缔组织就存在过度拉伸的风险，从而导致盆腔器官脱垂。

（六）妊娠和分娩

由于胎儿和羊水的额外重量，使得女性的骨盆关节和韧带在妊娠期间承受着巨大的压力。

研究显示，出现以下情况的妊娠期妇女产后出现压力性尿失禁的风险增加：孕前急迫性尿失禁、孕期尿失禁、急产或第二产程延长、胎位不正或新生儿体重超过 4 千克。孕前体重指数（Body mass index，BMI）超过 25 也是一个危险因素。

胎吸或产钳助产后盆底肌肉和肌腱受损的概率更高。就像摔倒、手术或运动后受损的肌肉、肌腱和韧带能够康复，通过产前和产后有效的强化训练，受损的盆底肌同样也能恢复。

研究显示，与每周锻炼少于 1 次的女性相比，孕期每周规律锻炼盆底肌不少于 3 次的女性，其发生肌肉裂伤、会阴侧切、胎吸或产钳助产以及急诊剖宫产的风险明显降低。另有研究发现，定期进行盆底肌训练可增加盆底肌肉的体积、增强盆底肌的闭合压和肌力。

（七）长时间的腹部锻炼

盆底肌肉是一组很小的肌肉群，人们平时很少去锻炼它来对抗腹内压的增加，且锻炼时盆底肌易疲劳，其发生时间远早于心肺疲劳。长跑或长时间运动所需的盆底肌耐力是巨大的。锻炼中途出现盆底肌疲劳就可能造成损伤。长期通过上腹部支撑训练增强腹肌力量会增加腹腔内压力，可能会超出盆底肌的控制能力。

对一些妇女而言，腹内压反复升高或者一次突然的负重可能会导致盆底损伤，甚至是盆腔脏器脱垂。如果持续快速的或高负荷的锻炼导致盆底和核心肌肉受损，其它肌肉会进行代偿以保持躯干稳定。随着时间的推移，当盆底肌和核心肌肉总是不能发挥其应有的强度和耐力，身体会采用不正确的肌肉替代和改变姿势。

产后，在盆底肌肉、身体生理曲线及身体动态平衡尚未恢复的情况下去锻炼或负重，只会让已经受损的盆底肌肉、支持韧带和结缔组织雪上加霜。

更为严重的是，持续的剧烈运动（运动过程中不做放松休息）可能会引起一些女性腹部和盆底肌肉肌张力增强，导致持续的肌肉紧张（强直收缩）。排尿和排便失控、性交痛、部分盆腔疼痛综合征与盆底肌肉的肌张力升高有关。通过定期放松休息和调整训练难度或训练项目可以避免运动中肌肉过度活跃。

（八）长时间的咳嗽

患有慢性呼吸系统疾病（哮喘、囊性纤维化、支气管炎）或吸烟的女性，压力性尿失禁的患病率增加。咳嗽前快速上提盆底肌（又称为"knack"）（见第14页）有助于预防漏尿和继发盆腔器官脱垂。

（九）薄弱的结缔组织

胶原蛋白是结缔组织中的蛋白质成分，用来提高皮肤、关节、肌肉、韧带和肌腱的强度。研究表明，若母亲患盆腔器官脱垂，女儿未来出现脱垂的风险就会更高（由于遗传了相关胶原蛋白类型）。同时由于关节松弛和软组织弹性过大，关节（膝盖、手肘、手指和拇指）向后过度弯曲，这类患者分娩后出现脱垂的风险也高。

患有关节过度活动的妈妈们应注重盆底肌锻炼，养成保护盆底肌的习惯，穿戴具有支撑性的服装，并与护理人员商量分娩方式的选择。更多信息详见www.hypermobility.org

（十）情绪反应

正如一些人紧张时会无意识地收紧下巴和磨牙，有些人的紧张情绪则会不知不觉导致盆底肌肉的紧张。当这些肌肉不断被收紧，其结果就是产生排尿、排便功能障碍和盆腔痛。

有效的治疗包括：呼吸训练、姿势控制、放松技巧、肌肉拉伸、软组织松解和针对性的盆底肌锻炼。除了针对身体上的症状进行治疗，专业的心理咨询有助于明确盆底肌紧张的根源。

了解你的盆底和肌肉活动

（一）探索盆底结构

我们将从盆底肌外部开始，逐步向内探索盆底结构来了解这一神奇的身体部位：半躺在床上或坐在椅子边上或蹲着，手拿一面镜子开始探索；首先，找到阴阜（被阴毛覆盖）和它下面的耻骨；然后，向下移至阴蒂，扒开外层的阴蒂包皮可看到敏感的末端或阴蒂头。大阴唇位于外侧，较厚，表面覆盖阴毛；小阴唇位于内侧，包绕尿道和阴道口。前庭是阴道口周围的区域，会阴是阴道和肛门之间的区域（图 1-5）。

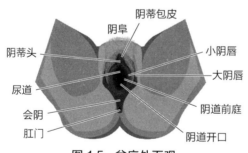

阴蒂包皮
阴阜
阴蒂头
小阴唇
大阴唇
尿道
会阴
阴道前庭
肛门
阴道开口

图 1-5　盆底外面观

阴道口、小阴唇、大阴唇和阴蒂周围的部位统称为外阴。有时，权威时尚界的审美和某些色情图片会误导女性，令她们质疑自己身体外形的独特性。然而实际上，正如每个女性的双脚、乳房、手指、双腿和几乎所有的身体结构都有明显差异一样，女性的阴蒂和阴唇的大小和颜色也各不相同。了解更多骨盆内部结构的"产后阴道探索之旅"参见第 93 页。

参与闭合阴道的是一组较小的肌肉（坐骨海绵体肌、球海绵体肌）。会阴横肌连接深层盆底肌（肛提肌），并支撑和加强会阴部位，这些深层盆底肌收缩上提，起到闭合括约肌、支撑盆腔器官的作用。有效的盆底肌肉活动能闭合阴道，从内部上提并抬高盆底肌，同时调动其它核心肌肉。对于有盆底功能障碍的女性，这种有效的盆底肌肉活动需要通过训练才能完成。

（二）感知耻尾肌活动

经过最初的观察，接下来将通过 5 个实用技巧帮助女性感知耻尾肌（简写为 PC）的正确收缩，并学习如何有效提升盆底肌。

耻尾肌是肛提肌的一部分，参与排尿控制和性反应。通常情况下，耻尾肌在性高潮时收缩，可避免性交时漏尿。耻尾肌左右对称，向前附着于耻骨后方，向后与耻骨直肠肌（包绕肛门括约肌）一起连接于骶尾骨。这些肌肉共同作用，压迫闭合肛门、阴道和尿道开口，并将向上升举这些脏器。

耻尾肌收缩可向前提升盆底，肛门括约肌（耻骨直肠肌）收缩则向后提升盆底。在进行耻尾肌上提训练及盆底肌肉增强训练之前，应当先学习识别你的耻尾肌。

尝试用下面这些方法来识别耻尾肌的上提动作。我在每种方法后面都附上一项训练活动，可以提高对这块肌肉动作的认识。以自我检查为契机，可以让女性更加熟悉自己盆底肌的活动方式。下列实用技巧对于孕期和产后妇女盆底肌的增强以及日常盆底肌控制很重要。

1. 使用镜子观察

坐在椅子的边缘，同时移动镜子，从合适的角度观察盆底。扒开阴唇，做耻尾肌上提的动作（同时呼气），就像试图慢慢停止排尿的动作。此时应该能看到尿道外口和阴道口闭合并有略微上提；肛门括约肌收缩，但注意要将上提的动作集中于盆底前部，同时大腿、臀部和腰部肌肉放松。

重复这个动作，观察尿道口和阴道口的缓慢闭合和上提。观察上提动作结束后盆底的放松。

当剧烈咳嗽时，如果出现肿物膨出，就说明盆底肌肉薄弱或反应延迟。同样地，活动和锻炼时出现脏器脱垂也能说明这一问题。如不能纠正错误的盆底下降模式，就会导致尿失禁和盆腔脏器脱垂。正常情况下，咳嗽时盆底肌肉能及时收紧，"hold"住整个盆底。

> **训练**：咳嗽或提重物前注意收紧并上提盆底肌。站立、行走、咳嗽和提重物时注意练习耻尾肌上提并重复这一动作。刚开始可能有点困难，但请继续坚持，直到你熟练掌握。

2. 卫生棉条试验

洗净双手，将卫生棉条用温水浸湿涨大并插入阴道。慢慢向外牵拉卫生棉条的尾线，同时，尽量保持卫生棉条留在原位。如果牵拉时比较费力，说明盆底肌肉正在收紧；如果轻易就能牵拉出卫生棉条，那么说明盆底肌肉缺乏力量。

> **训练**：插入卫生棉条，轻轻向外拉，收紧阴道夹住棉条持续5秒，然后放松，重复5~8次。卫生棉条用完后应丢弃。

3. 排尿中断法

这个动作不是一项练习，它只是用来帮助识别耻尾肌活动的感觉，即试着在排尿时慢慢中断排尿。但这项动作仅能偶尔进行，因为正常的排尿模式应该是持续的。

> **训练**：如果采用这种方式来评估盆底肌的控制情况，一周内不能超过一次。

4. 自我感知

将食指和中指插入阴道内约一英寸（2.54厘米），反复上提耻尾肌，让手指感受肌肉的收紧，这是该肌肉的正确动作。健康的盆底肌会使手指感觉被紧紧夹住；若盆底肌薄弱，会感觉到肌肉松垮、没有力量。你还能感觉到左右盆底肌的大小和挤压力的差异。如果什么感觉都没有或者感觉上提的力量很微弱，说明盆底肌肉薄弱或受损，或者是你没有掌握盆底肌的上提动作。

将手指插入更深的位置，沿着阴道壁上部探寻一圈，会觉得很宽敞。当摸到一个质韧、中间带小凹的东西时，那就是宫颈。分娩过程中，宫颈会完全扩张，使子宫和阴道形成一个连续的产道。如果插入手指困难或感觉疼痛，表明你的盆底肌肉紧张或者有外阴疼痛综合征。

> **训练**：如果肌肉不能收紧或者阴道插入疼痛，请首先咨询妇科专科医生以排除器质性疾病，然后再考虑物理治疗。

5. 恰当的震动

震动能给盆底肌肉带来更强的刺激。许多女性发现使用震动器能帮助她们达到性高潮，但鲜为人知的是，震动能增加肌肉收缩的能力，提高其收缩强度。

如果将震动器插入阴道（震动器表面涂抹些润滑剂），并在震动时收紧耻尾肌，你会明显感觉到震动器被有力夹紧。

> **训练**：插入震动器，收缩耻尾肌，保持 5~10 秒，然后放松，如此重复。如果耻尾肌变得疲劳（收紧变得困难），可稍作休息，放松肌肉。

盆底肌三步训练计划——感知、控制、训练

这个训练计划分为三个阶段：正确识别耻尾肌的活动；强化盆底肌以满足日常活动的需要；训练盆底肌肉以适应运动或负重动作。

（一）感知

感知盆底肌的练习有三个作用：首先，体会盆底肌微妙的收缩动作；其次，学习运用耻尾肌上提盆底；最后，了解耻尾肌和其它盆底肌肉及核心肌肉（腹横肌、脊柱深层多裂肌和膈肌）是如何协作的。如果通过之前的实操训练，你已经能够准确地上提耻尾肌，那么完成下面的动作就会比较容易。

动作练习

• 在椅子上坐直，身体微微前倾，前臂放松搭在腿上，臀部后伸。如果你在坐着的时候常常不自觉地绷紧腰腹，那么尝试将一只手放在肚子上，放松腰腹，感受肌肉从紧绷状态逐渐变得松软。

• 用鼻子缓慢地、深深地吸气，感受胸腔底部的扩张，然后用嘴缓慢地、长长地呼气。

• 再一次深呼吸，在呼气的时候想象正在将卫生棉条慢慢地向上吸入阴道内。这个动作应该是**缓慢的**、**轻柔的**，从下方的耻尾肌开始上提，没有任何其它肌肉参与/干扰。保持这种张力，均匀呼吸而不是屏气。

- 感受尿道口及阴道口的闭合和轻微上提。
- 如果坐着很难感觉盆底肌肉的活动，可以先侧卧，这样比较容易放松腹部；当你确信自己能够正确完成动作时，再坐下来尝试。

如果难以感知盆底肌发力，可以尝试另外一种心理暗示：想象有一根锋利的针正朝着你的尿道口和阴道口方向移动。你慢慢地关闭尿道口和阴道口，在用嘴缓缓呼气的同时上提盆底肌来避开这根虚构的针。

做上提动作时可以感觉到尿道和阴道缓缓上升（也就是耻尾肌上提），同时能感受到比基尼线，可能连同腰部，都是收紧的。另外一种感觉是腹横肌和脊柱深层核心肌肉与盆底肌同时收紧。**通过此练习，你将能感受耻尾肌上提与核心肌收紧之间的联系。**

保持上提动作5～10秒，同时保持均匀呼吸，然后放松，重复5～8次。每天重复这个动作至少三遍。**如果你只能坚持短暂的数秒钟，可以通过进一步练习逐步延长坚持的时间。**

一些女性在练习时，最初只能感觉到耻尾肌的快速颤动。通过练习，这种快速的颤动逐渐变成持续的肌肉收缩。刚开始练习时，很多人会说几乎没有任何感觉，这种情况很正常，因为练习初期是一种缓慢的、轻微的上提感。感受盆底肌发力和其他骨骼肌的收紧是不同的。如果说，其他骨骼肌的收缩像握紧拳头，那么盆底肌发力就像将食指和拇指指尖轻轻捏在一起。

在感知阶段不要去考虑盆底肌肌力，因为此阶段不涉及力量训练。这个阶段的主要任务是以一种温和的方式找到盆底肌并学习肌肉的协调运用，大脑在该阶段学会正确的盆底肌发力方式，而不需要更强壮的腹肌、胸腔肌肉、臀部肌肉或大腿内侧肌肉参与。

只有在能明确地定位和上提耻尾肌之后，才可以开始练习更有力地上提这些肌肉。下一阶段是通过5～6个月的定期盆底肌训练来改善盆底肌肌力。

（二）控制

希望女性重新重视自己的耻尾肌（PC肌）。这是一组了不起的"明星肌肉"，活动的节奏可以由慢到快，力量可以从温和到强劲，它值得每天都被关注。

如果你已经能够在坐姿和站姿时正确地收紧耻尾肌，那么就可以开始下一步的训练——在日常活动中培养对盆底肌的控制力。

盆底肌的肌力和耐力分三个水平：

· 白天当你坐着或站立行走时，盆底肌处于一种低水平的持续激活状态，这是**低水平耐力**（**low-level endurance**）。

· 在持续负重的情况下，例如快速上坡或抱着孩子时，盆底肌会同时提供力量和耐力。这是**力量耐力**（**strength endurance**）。

· 在任何突发、意外的负重情况下，例如打喷嚏或摔倒时，盆底肌迅速反应。这是**快反应肌力**（**quick strength**）。

因为盆底可以做出多种活动，所以需要通过以下三种独立的训练来塑造盆底肌，以满足不同日常活动的需求。

练习1　耐力训练

每天早上，先从低阶的感知练习开始，强化正确的上提动作，然后加入一些耐力训练，作为进阶练习。

坐着或站立时，要注意身体挺直，同时腰部放松。呼气时，向上收紧盆底肌并保持这种轻微的上提状态 10～30 秒，过程中注意自然均匀地呼吸。一天中重复做这个练习。

> **训练**：从头部开始挺直身体，感受耻尾肌和深层腹肌（核心肌）的自动激活。改善对姿势的控制是保持低水平耻尾肌耐力最简单且最有效的方式。

做一个简单的测试，来感受一下"挺直身体"对盆底肌的作用：坐在椅子边缘处，集中注意力感知盆底。感受完全瘫坐在椅子上时盆底肌的状态，然后从头部开始挺直身体，感受此时盆底肌又是什么状态。再次尝试这套动作，感受身体松垮时盆底肌的放松和身体挺直时盆底肌微微收紧。不需要有意识地上提盆底肌，只要挺直身体，保持直立状态，就能收紧你的盆底肌！

练习2　肌力训练

以前倾坐姿开始此练习，腰部放松。呼气时，上提耻尾肌，并持续上提阴道，同时收紧和上提肛门括约肌，保持 10 秒钟并均匀自然地呼吸。完全放松 5～10 秒，然后重复 5～8 次。

这是一种更有力的盆底肌上提动作，注意力集中于阴道深部的上提，感受所有腹部肌肉也跟着收紧。如果感到头晕，说明你用力过度。

更高阶的训练是以站姿做以上动作。双手撑在桌子上，身体前倾，臀部微微向后伸，腰部和膝盖放松。这个姿势有助于将盆底肌前部与其它部分独立开来，并从盆底肌前部开始上提。这个训练也可以取跪姿，双手双膝着地，前额靠在前臂，或者以盘腿坐姿训练。

> **训练：**使盆底肌下降的运动会削弱盆底肌对膀胱、阴道和直肠的支撑。测试盆底肌肌力的一个好方法是从蹲姿站起时依旧能够保持盆底肌的上提状态。下蹲是一种日常动作，可以在动作开始前就练习上提你的盆底肌，并使其在整个过程中始终保持收紧状态。

练习 3　快反应肌力（"Knack"）

第 3 个练习可以确保在你咳嗽、打喷嚏或跳跃时盆底肌快速作出反应。坐在椅子上，身体前倾，快速有力地上提盆底肌，保持 2～3 秒，然后完全放松。重复 8～10 次该动作，当肌肉疲劳时就休息。

> **训练：**重复这种快速上提盆底肌的动作，训练盆底肌对身体突然的运动尽快做出反应。试着在模拟咳嗽的情况下快速上提盆底肌并维持，先坐着训练，再站着训练。

常规训练

把上面三种形式的训练（耐力训练、肌力训练、快反应肌力训练）作为盆底肌的常规训练。

开始时，每天重复训练 3 次，每次重复 5 组动作，随后增加到每次重复 8 组动作，之后再增加至每次重复 10 组。

- 为了从肌力训练中获得更好效果，可以采用不同姿势进行训练：坐姿、低头四肢着地跪姿、双腿分开坐姿，之后进一步尝试前倾站姿和直立站姿。
- 随着盆底肌的改善可增加训练量，做完一组动作后休息 60 秒，之后可以尝试再做一组。在两组训练间隙，感受盆底肌放松的感觉。
- 使用震动器或生物反馈探头，在盆底肌收紧上提时提供对抗的阻力（可参阅第 106 页"阴道锻炼辅助器材"）。性生活过程中，性伴侣勃起的阴茎可以帮助你练习收紧盆底肌，并得到反馈。

- 对大多数人而言，盆底肌的加强锻炼需要5～6个月的时间，尽管有人经过2～4周的锻炼就感受到了改善。初始强化训练结束后，之后在一周的大部分时间里继续每天做一组训练，以维持盆底肌肌力。

- 女性一生中应将盆底肌上提的动作融入日常活动中，以实现良好的盆底肌控制。

如果盆底肌肉紧张，难以放松，或者感觉疼痛，那么只做练习1（耐力训练），同时应该就此问题咨询女性健康理疗师。

训练：每天重复这些练习并坚持30天，让盆底肌训练成为健康日常。在浴室的镜子上或者墙上贴一个日历，并用马克笔标记练习的日子。当你连续完成30天的训练，你就正式成为专业的"盆底运动员"了！

保护支撑模式

有些女性也许已经决定在产后开始锻炼，或者希望减肥和塑形。在她们宏大的训练计划中，包括了准备训练服、最好的运动鞋以及规律的锻炼时间。或许，她最后才会想到这些运动可能会对盆底产生什么样的影响！

女性如果因偶尔出现的漏尿而避免进行某些锻炼或活动，那么学会同时激活盆底肌和腹肌可以帮助她改善这一状况，并使锻炼更上一个台阶。保护支撑模式（The Protective Bracing Pattern，PBP）训练可以达到这个目的。

实操部分

最后的训练从了解咳嗽时盆底肌和腹肌的变化开始。

坐直，腰放松，双手紧紧地向内推腰部两侧。剧烈咳嗽，感受腰部向两侧扩张。

现在重复刚才的动作，留意咳嗽时盆底肌的反应。

如果咳嗽时盆底肌保持上提（或收紧）的状态，那么说明在腹部外层肌肉的支撑下，盆底肌与核心肌肉会一起自动收紧。这种盆底肌上提的动作加上腹前部变平收紧、侧腰向两侧扩张的动作，就是身体启动的保护支撑模式（PBP）。

如果双手感受到腰部内收变窄，腹部向前鼓起或盆底向下推，那么盆底肌与其他核心肌肉以及腹肌就没有协调合作。这种情况下，当务之急是进行盆底肌再训练，保证盆底肌上提时，所有腹部肌肉同时收紧。回想一下之前学习的缓缓启动盆底肌和深层核心肌，以及模拟咳嗽时盆底肌快速上提的快反应肌力训练。

实现盆底肌完全协调的最后一步是学习 PBP 这个动作，因为这种强有力的、协调的模式可以预防漏尿和内脏器官脱垂的发生，并在运动或负重时为脊柱提供有力支撑。学习这一模式的目的是让你理解运动中所需的肌肉控制，而不是一味地让身体去完成高难度的动作。

如果在训练过程中出现盆底下降或腹部隆起的情况，则应立即停止，并选择一个更容易的训练项目。

训练：身体坐直，双手放于腰部两侧紧紧向内推。发出强有力的、长长的"嘶——"声，感受腰部向两侧扩张。保持身体挺直，避免腰部向前弯曲。

重复这套动作（保持身体挺直），首先上提盆底，在发出强有力的"嘶"声时感受腰部向外变宽。

每次重复这个练习时都先上提盆底。你可以注意比较一下正确的 PBP 模式和不正确的 PBP 模式的不同之处，正确的动作是腹部变平坦，同时腰部向两侧扩张变宽；而错误的动作则是吸肚脐和身体向前俯身蜷曲（使腹部平坦）。

保持 PBP 5～10 秒，然后放松，重复 5～10 次。再以站姿重复同样的动作。

每天练习 PBP，以便强化这种新习得的行为模式，并将这个动作融入日常锻炼和活动中。

如果对这些训练动作不理解或训练时有困难，那么请在进行下一个阶段训练开始前咨询专业的女性健康理疗师。

PBP 中对盆底向下推的力与分娩时向下用力有相似之处，但又有所不同。分娩时向下推的力与排便的用力方式相同。

练习分娩时打开盆底的动作时，感受腰部随着长长的"嘶-"声而向两侧扩张，这时，随着盆底肌的放松和盆底的开放，下腹部用力向前推。这种动作形式只有在排便和分娩时才会用到。

（三）训练

一旦掌握了盆底肌上提的动作并学会融入保护支撑模式（PBP），就可以开始将盆底肌肉训练作为全身锻炼的一部分。第十二章的"耐力训练（Train It exercises）"展示了如何运用各种姿势、仪器、动作等来训练能够维持体态和动作的骨骼肌，其中以盆底肌训练为主。

开始练习时要循序渐进，同时注意在整个训练过程中要始终保持身体挺直的姿势，以维持盆底肌和核心肌肉的活动。如果无法保持盆底肌上提的动作或者感觉负荷过重、动作速度过快，那么可以回到上一阶段的训练，直到能控制好这个动作。

当盆底肌的协调性和肌力提升后，练习时可提高弹力带的阻力或者加大负重量，提高动作速度，或者站在平衡板（stability disc）上训练以增加动作的复杂性。两次训练的间隙注意放松盆底肌肉，每次重复训练之前都要重新激活盆底肌。

怀孕 16 周后，避免仰卧练习。开始以坐姿练习，然后以站姿练习，练习之前先做保护支撑模式（PBP）动作。请参阅第 28 页"妊娠期的运动"。

初始锻炼时，可先进行前 5 项训练，一周 2～3 次，之后每周增加一项新的训练形式。

（赵子辰，梁硕 译 朱兰 审）

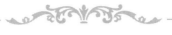

第二章
妊 娠

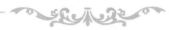

妊娠期核心肌和盆底肌的管理

　　尽管很多女性可以顺利度过孕期，但有一些女性在孕期身体变化过程中饱受疼痛和不适的折磨。身体有 9 个月的时间去适应孕期的变化，但在孕晚期的数月中，体重分布的变化对骨盆、脊柱和支撑性结构造成了压力，典型的症状包括腹部外层肌肉（腹直肌）分离、腹部尖锐刺痛、盆腔下坠感、腰背和骶髂关节疼痛、下肢或外阴静脉曲张、便秘和痔疮。本章介绍了如何处理和缓解骨盆、腹部、脊柱和盆底的症状，从而改善孕期和分娩时的身体状况。

（一）膀胱的控制

　　有些女性在怀孕时第一次经历漏尿。孕期在黄体酮和松弛素等激素的影响下，控制储尿功能的括约肌力量被削弱，闭合的强度降低。在孕早期，这些正常的激素变化加上肾血流量的增加引起膀胱排尿频率和尿量的增加，一些女性易发生尿路感染；而在孕后期，由于子宫对膀胱的压力，女性上厕所的次数会更加频繁。

　　孕期，膀胱被增大的子宫推向前方，膀胱颈的角度随之改变，影响了尿道的闭合和控尿功能，因此有可能发生漏尿。为了减少漏尿的发生，建议在孕早期即开始进行盆底肌训练，并在宝宝出生以后继续坚持。在咳嗽、打喷嚏或者提重物之前，不要忘记"Knack"技巧，上提盆底肌（参见第 14 页）。

　　很多研究结果也强调了孕期控制漏尿的重要性。

- 研究显示，孕期规律的盆底肌训练可以减少产后尿失禁的发生。

- 孕前或孕期漏尿会增加产后尿失禁的风险。

- 孕期体重的增加与尿失禁的加重无关，然而产后 6 个月内仍不能减去孕期增加的体重则与尿失禁相关。

- 一项研究结果显示，孕期加强盆底肌训练似乎可以促进分娩，并在一些女性中能预防第二产程的延长。

- 孕期尿频属于正常情况。通常孕前白天膀胱排空 5～6 次，晚上排空一次。

- 对于膀胱控制力弱的孕妇，坚持盆底肌训练、保持腰背挺直、穿戴支撑性服饰有助于改善漏尿的状况。

如果孕期有可疑的尿路感染症状：

- 多喝水，避免咖啡因的摄入。如果出现尿频、烧灼感或背部疼痛，可使用尿液碱化剂。如果感到不适或症状持续超过 24 小时，建议去医院就诊，因为持续的感染可能会导致更严重的肾脏感染。

- 上提耻尾肌、脚趾向下弯曲、缓慢呼吸 10 秒或直到尿意消失，这套动作可帮助控制尿急感（无感染）。不要为了控制漏尿而限制液体摄入。

（二）骨盆带疼痛

骨盆带是上半身和下半身之间重量传导的枢纽，并通过姿势的平衡和肌肉间的协同作用保持躯干的动态稳定。孕期体重增加、重心改变、繁重的工作、既往外伤史、增加的体重指数（BMI）、激素水平、日常姿势、运动习惯、胎位及结缔组织的质量都会影响骨盆的稳定性。

随着妊娠的进展，高达 33% 的女性会出现不同程度的骨盆带疼痛（Pelvic Girdle Pain，PGP），骨盆或者耻骨联合不稳定。与妊娠相关的疼痛和耻骨联合（骨盆前方）、骶髂关节（骨盆后方）的不稳定，其发生可能与腰痛有相关性。

刺痛、锐痛、钝痛或烧灼样痛的区域主要集中在骶髂关节、一侧或双侧臀部、下肢背侧和耻骨。患者在步行、转身及爬楼梯时会有疼痛感。有时耻骨处会出现咔嗒声或摩擦音，造成站立后行走困难。夜间平躺、翻身或抬腿下床时，不适感更强烈。合并腰背部疼痛和骨盆疼痛的女性活动更加受限，往往需要借助手杖或者拐杖才能活动。

研究显示，孕期出现骨盆带疼痛的女性往往有盆底肌功能障碍，提示特定的盆底肌训练对减轻这些症状起重要作用。

控制骨盆带疼痛的建议：

- 避免盘腿坐，坐在地板上，或瑜伽莲花坐。当耻骨联合疼痛的时候，避免拉伸胯部或骑车，那样会加重关节分离。

- 穿戴支撑性服饰，如托腹带（产后收腹带）或者骨盆固定带来减少骶髂关节活动度。如果疼痛影响到睡眠，就穿着它睡觉。如果骶髂关节带加重了骨盆疼痛，应停止穿戴，寻求专业治疗。

- 睡觉取侧卧姿势，将枕头垫在腹部下方或夹在两腿之间，以作支撑。

- 下床或下车的时候双膝并拢。

- 改善身姿，保持身体挺直，从头顶开始拉伸。定期调整工作时和日常的姿势。

- 选择直背椅，腰背部用靠垫支撑；车座上也要放一个靠垫支撑腰背部曲线。

- 咳嗽或打喷嚏之前上提盆底肌，并保持身体直立，而不要向前弯腰。

- 避免重体力的工作和提举重物，如：搬运杂物袋或抱起年龄较大的孩子。

- 性生活的时候尝试侧卧位，避免仰卧位。当骨盆疼痛严重时，性生活是很痛苦的。

- 穿低跟鞋（不超过 3～4 厘米），以减轻腰背、骨盆和下肢关节的负担（与穿高跟鞋相关）。

- 避免进行弹跳运动或用单脚维持平衡的运动。

- 坐下穿内衣、袜子和裤子。

- 尝试按摩和局部热疗来放松紧绷的肌肉。

- 寻求骨盆带疼痛的治疗方法，学习姿势控制和腰椎、骨盆的稳定性练习。

（三）腰痛

与骨盆带疼痛不同，腰痛主要集中在骶骨以上的腰部。它和非妊娠期腰痛相似，常合并腰部活动受限、弯腰痛、椎旁肌肉和韧带压痛。严重的或不能缓解的腰痛需要进一步检查。以下建议可以在妊娠期保护女性的脊柱，避免腰痛：

- 坐下、站立和行走时挺直身体以恢复优雅的背部曲线，并保持这个姿势。

- 坐在电脑前时检查自己的坐姿。选择一把能支撑大腿的椅子，并将全身重量均匀分布在臀部下面的坐骨上。经常站起和走动。检查椅子的高度，并将电脑调整到最佳位置。参见 www.ergonomics.com.au

- 做一些温和的运动，如散步、游泳、太极、孕期瑜伽或参加孕期水中课程，来缓解脊椎不适（如果发生 PGP，适当调整运动方式）。

- 为非孕期背部疼痛女性设计的运动方式要针对妊娠进行调整。

- 停止剧烈的日常活动和提举重物，尤其是向前弯腰和扭转身体，以免过度拉伸腰部和骶髂关节。

- 做提举动作的时候双膝弯曲，保持后背挺直（挺胸、提臀的姿势需要强健的脊柱肌肉参与），使用"Knack"技巧收缩、上提盆底肌（参见第 14 页）。

- 定期训练盆底肌、核心肌和腹肌，可以减轻和控制腰痛。

- 穿戴支撑性服饰。连腹胸罩（BellyBra）是一种全躯干支撑性内衣，类似于背心式胸罩，可为孕 26 周以后的准妈妈提供轻微的腰腹部支撑。在肚子底部有一条宽大的弹力带，可以支撑宝宝的重量，背部的拉伸板则可以支撑脊柱、改善姿势。

- 新推出的 SRC 支撑性防护服（SRC support garment）在支撑臀部和腰部的同时，可以为骨盆、盆底和大腿提供支撑和压迫，用以加固的衬料有助于压迫外阴静脉曲张。

- 穿低跟鞋，避免骨盆进一步前倾。足部不适感与胎儿及孕妇体重增加有关。体重增加给足底支撑性结构施加的额外压力压低了足弓，增加了其长度和宽度。定期做足部按摩和使用足弓矫正垫可以缓解不适。

- 可以尝试局部热敷或冰敷缓解脊柱肌肉的紧张，也可按摩。如果腹部隆起而无法面朝下趴着，可选择侧躺按摩。有些诊所会提供特殊的孕妇治疗床，来容纳孕妇的肚子。

- 放松、按摩、拉伸、关节活动、身体觉知的改善及特殊的腰椎-骨盆稳定性练习都可以有效减轻腰痛。

（四）腹直肌分离

腹直肌分离（Diastasis rectus abdominis，DRA）指两侧腹直肌从腹中线，也就是腹白线位置向两侧分离，通常发生在妊娠中后期。中央的腹白线连接了腹部所有肌肉层，随着胎儿的生长而变宽。通常会在脐周出现间隙，但该间隙也有可能向上延伸至胸骨，向下延伸至耻骨。

有研究者报道，随着孕周增加，27％的女性会出现腹直肌分离，到了孕晚期这一比例上升到 66％。在多胎妊娠、多次分娩、剖宫产、未锻炼过的孕妇中更为常见，并会伴发腰背痛以及盆底功能障碍。

随着腹直肌分离的出现，腹部稳定躯干的能力被削弱，引起背痛和姿势改变。产后出现的器官脱垂、压力性尿失禁和便失禁都与腹直肌分离有关，所以孕期要保护腹部，避免腹部过度拉伸。

避免以下动作以减少腹白线拉伸：

- 传统的腹部锻炼——仰卧起坐、卷腹、双腿抬高。
- 使颈部/躯干屈曲的普拉提练习，如："100秒"运动、平板支撑、俯卧撑。
- 躺在健身球上做卷腹或向后拉伸。
- 一些瑜伽体式，如：车轮式和船式。
- 提举或搬运重物，如家具、幼童。

保护腹白线：

- 穿戴腹部支持性护具（如托腹带）。
- 打喷嚏或咳嗽之前，双手放在腹部两侧支撑腹部并向内侧推动。
- 侧身起床，先用手撑着坐起再站起来。
- 上提盆底肌，以激活核心肌的支撑。

回顾并练习分娩时向下用力阶段安全使用腹肌的方法（第57页），以防止腹直肌撕裂。

（五）盆腔坠胀感

如果盆底支撑性结构在既往妊娠过程中被拉伸，或者在此前的分娩过程中受到损伤，那么在接下来的妊娠过程中它们将无法给子宫提供有效的支撑。当子宫位于盆腔较低位置时，会出现阴道或盆腔的不适和坠胀感、外生殖器肿胀及漏尿。以下建议用于处理盆腔坠胀感：

- 向产检医生咨询，以确定是否存在盆腔脏器脱垂。参阅第92页的盆腔器官脱垂自我评估。
- 使用子宫托以减轻盆腔器官脱垂。
- 穿戴支持性服饰。
- 坚持规律的盆底肌强化锻炼。
- 避免提举重物或长时间站立。
- 尝试游泳运动（水可以托起沉重的子宫）。

（六）不规律宫缩

孕20周左右可能会出现宫缩，标志着子宫正在为分娩做准备。宫缩的强弱程度通常没有规律，持续时间可以从 20 秒到 2 分钟不等。孕妇可在宫缩的时候将手放在肚子上，感觉到子宫在手下紧缩、变硬。将宫缩作为放松的机会，呼吸直到紧缩感消失。如果宫缩变得有规律或者逐渐强烈，停下正在进行的活动，洗个温水澡、休息一下，然后去医院就诊。

（七）腹部韧带疼痛

随着子宫体积增大，支持子宫的韧带随之受到牵拉。子宫圆韧带位于子宫上方，向下通过腹股沟管（腹股沟）连接到大阴唇上。随着子宫变大，圆韧带像橡皮筋一样被拉伸。猛然活动会拉伤圆韧带，刺激神经纤维，引起剧烈疼痛。

圆韧带疼痛的常见症状包括：

- 一侧或两侧腹股沟或腹部出现剧烈刺痛，有时会有持续性钝痛。
- 快走、打喷嚏、快速起身或在床上翻身时出现单侧或双侧下腹痛。

减轻腹部韧带疼痛的方法：

- 坐几分钟以减轻韧带拉伸。
- 改变躺在床上的姿势。试着侧躺，不痛的一侧在下，在腹部下方放置小枕头作为支撑。
- 洗个热水澡或者腹部热敷。
- 低强度、缓慢地锻炼，不要做强度大的运动。
- 穿戴腹部支持性护具（如托腹带）。

如果锐痛持续或疼痛加重，则需及时就医。

（八）便秘

孕期某段时间发生便秘很常见，可能是以下因素所致：

- 因孕吐而减少了液体和食物的摄取。
- 呕吐导致液体流失。
- 服用了某些药物，如止痛药、铁补充剂等，或过度使用泻药。
- 低纤维饮食。
- 由于激素的改变及沉重的子宫对直肠的压迫导致肠道蠕动减慢。
- 活动量减少。

如何预防便秘：

- 增加饮水量，每日饮水 6～8 杯。
- 多摄入水果、蔬菜、豆类和全谷物，增加膳食纤维。
- 添加水溶性纤维，如：将 1～2 茶匙车前子壳混入一大杯水或果汁中，一天 2 次，以增加和软化肠内容物。

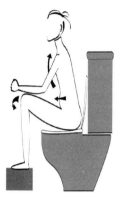

图 2-1　如厕的姿势

- 排便的时候，放一个凳子在脚下，身体前倾，放松腹部（图 2-1）。关于排便动作详见第 16 页。
- 每天步行 30～45 分钟，锻炼能促进肠内容物的运动。

（九）痔疮

痔疮由排便费力引起或加重，孕期更为常见，因为孕期身体的循环血量显著增加。胎盘激素引起血管壁松弛。痔疮本质上是低位直肠或肛门的曲张静脉肿胀或发炎，分为内痔和外痔：

- 内痔：这种类型的痔疮是无痛的，通过便后轻度出血识别。当内痔脱出时，排便后通常疼痛感明显。
- 外痔：便后会有不适感，如果静脉破裂会有出血，外部静脉肿胀时痛感明显，参见第 81 页的痔疮的治疗。

（十）肛裂

约 10%～15% 的女性在妊娠期或产后会出现肛裂。妊娠期间或产后费力排出硬便、严重腹泻或肛交（不常见）可能会使敏感的肛门组织撕裂。肛门括约肌和黏膜过度拉伸后会引起肛裂或慢性溃疡，造成排便时剧烈疼痛，便后会有轻微出血。

增加水和膳食纤维摄入量，使用大便软化剂，并采用前倾的如厕姿势。排便后清洗或用湿巾擦拭肛周，并涂抹婴儿护臀膏、番木瓜膏、皮质类固醇激素或类固醇乳膏治疗肛裂。激光或超声理疗可以促进伤处愈合。

（十一）外阴静脉曲张

外阴静脉曲张是指外阴静脉血管因子宫沉重的压力及该区域血流量的改变而

扩张、向外突出。曲张的静脉引起盆腔坠胀感以及外阴部位跳痛、持续性隐痛或瘙痒。外阴静脉曲张通常会在宝宝出生后消失。

为了减轻不适可尝试以下建议：

- 避免久坐或久站，经常改变姿势和锻炼，预防盆腔血液淤积。
- 穿戴支撑性服饰（能包裹整条腿的 SRC 护具）来支撑骨盆和腹部。紧身衣或紧身裤能够挤压下肢静脉，促进正常的血液回流，早晨起床后穿上这些服装，以预防下肢部位血液淤积。在紧身内衣里面加上一个厚垫子，为静脉曲张处提供支撑。
- 定期收缩盆底肌，促进这个区域的血液流通。
- 定期休息，每天平躺数次，每次 10～15 分钟。
- 睡觉时多采用左侧卧位，以防止长时间压迫身体右侧的腔静脉。
- 对于严重的外阴静脉曲张患者，需往曲张的静脉内注入生理盐水，使之塌陷。

由于静脉瓣（可以预防血液逆流）并不总是能有效发挥作用，妊娠期下肢静脉曲张很常见。若瓣膜未能有效地打开或关闭，血液就会淤积在静脉中，形成紫色、红色或蓝色/黑色迂曲的静脉。在办公室工作的孕妈妈会因为久坐而脚踝肿胀，时不时站起来一下、散个步、短暂休息 1～2 次（平躺并且双腿抬高）、穿紧身服、避免盘腿坐等都会有所帮助。

如果孕期腿部突然出现了疼痛、红肿、皮温升高的情况，应立即就医。超声检查可以鉴别疼痛是否由深静脉血栓引起（下肢静脉中的血凝块），这种情况需要立即治疗。

妊娠期的姿势

当身体重心改变时，脊柱会调整到一个新的姿势。孕期身体很容易失去平衡的姿势，因为某些因素会影响脊柱的排列。沉重的子宫改变了身体的重心，在妊娠激素的作用下韧带变得松弛，为分娩做准备，这会造成关节"松动"，从而降低了正常骨盆和脊椎的稳定性。

为了应对身体重心的变化，骨盆会前倾，耻骨会向后移。

不断增大的子宫给盆腔器官的内部支撑结构造成了很大的压力，使躯干和臀部的肌肉因过度疲劳而变得紧绷，甚至痉挛。腹部肌肉被拉伸，如果在腹白线处分离，就不能有效支撑腰背部和脊椎。接近妊娠后期时，维持良好的身姿将变得更加困难。

在活动前激活盆底肌和核心肌有助于为骨盆和脊椎提供急需的支撑。

实操练习

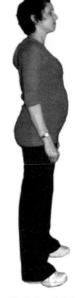

图 2-2　实操练习：站姿

光脚站在一面长镜子前，双脚分开，先正面面对镜子，然后侧身观察自己的身体。你会看到镜中的自己腹部下垂，腰部过度内屈，这是一种错误的身体姿势。作为代偿，上身后倾、头部前伸，导致脊柱变形，从而引起疼痛。

提起足弓内侧，从头顶开始挺直身体，然后观察腰部发生了怎样的变化。

拉伸脊柱可以缓解脊柱关节的压力，激活盆底肌与核心肌参与保持身体的挺直。保持腹肌参与并练习"挺直身体"的姿势（图 2-2），直到它成为一种习惯。你会发现这样做是值得的，因为你的背痛会得以缓解，盆腔器官会获得支撑。走路的时候身体挺直，避免久站。若需要长时间站立，可将一只脚放在矮脚凳上（双脚轮换），以减轻站立对骨盆和脊柱关节造成的压力。

椅子的选择极大地影响了坐姿。选择一个直背椅子，臀部坐在椅座后部，坐直，这样可使身体的重量主要分布到坐骨，耻骨前下方承担少部分重量。带头枕的躺椅会使脊柱呈"C"形，引起脊椎不适。

坐在直背餐椅上或坐在分娩球上以避免身体窝着，使腹中胎儿呈后卧位（胎儿的脊柱对着你的后背）。

瘫坐在椅子上或者跷二郎腿会使得腹部受到挤压。为了在产前获得最佳的胎位，应该注意身体坐直以保证腹腔前面的空间或者身体前倾、双膝分开、后背挺直。

双腿不要交叉，双脚平放在地板上，双膝分开，以防止腰背劳损和腿部静脉受压（图 2-3）。

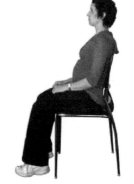

图 2-3　实操练习：坐姿

尝试这套动作：从头顶部开始拉长并挺直全身，把一只手的两根手指放在胸骨上，另一只手的两根手指放在耻骨上，在这两点间画一条线。一天中经常拉伸脊柱，以阻止这条线变短。

妊娠期的性生活

通常，准父母们会对性生活的安全性及妊娠对性生活方面的影响存在疑问。妊娠期间的性生活会有一些变化，然而，通过理解、幽默、创造力和沟通能够确保夫妻仍然保持亲密的关系。妊娠期间性行为是正常的，只要孕妈妈有意愿，且不引起疼痛、不适或其它并发症。羊水会保护胎儿（有点像包在包裹外面的防震气泡膜），所以性生活不会伤害到未出生的宝宝。

口交是安全的，只要性伴侣没有口周疱疹或者向孕妈妈的阴道内吹气（可能导致一种很罕见的风险——空气栓塞）。妊娠期间不推荐肛交，因为它有可能将致病菌从直肠转移到阴道。

如果在孕期前三个月感到不堪重负、疲倦、恶心，孕妈妈可能不太想有性生活。通常，妊娠中期性欲会恢复，随着恶心消失，孕妈妈会有和伴侣亲密的想法。到妊娠后期，有些女性会有关节不适，觉得太累或肚子太大，没有心思考虑性生活。然而，有人直到预产期前还能有很棒的性生活。

孕 16 周以后，性生活时可采用其他姿势代替仰卧。坐在伴侣上方或侧躺，采用面对面的姿势有助于控制阴茎插入深度，避免伴侣将身体重量压在隆起的腹部。合并骨盆疼痛或腰痛的女性，可以采取侧卧位，后入式性交，这样的姿势骨盆能得到支撑，感觉会比较舒适。（穿一件支撑性服饰，想象成吊袜带！）

事实上，性生活有时被建议用于促使过了预产期的胎儿出生。精液中含有前列腺素，在孕妇超过预产期时，很多医院使用合成前列腺素进行引产。产检医生可能会推荐接近预产期时进行性生活，来自然开启分娩（意大利医生称之为"意大利引产术"）。

如果出现阴道出血应避免性生活。性生活有可能导致早产、胎盘部分覆盖宫颈内口（前置胎盘）、宫颈扩张、羊膜囊破裂、分娩启动，或者感染疱疹等性传播疾病。因此孕期应向产检医生进行咨询，以确定性行为是否是禁忌的。

妊娠期的运动

美国妇产科医师学会（ACOG）建议低危妊娠妇女在每周的大部分天数里参加 30 分钟或以上中等强度的体育锻炼。如果孕期没有不适且孕前经常运动，可以继续运动，但是要调整一下运动强度。

不断增大的子宫改变了身体的重心，因此孕 24 周以后出现走路不稳、速度减缓是正常的。如果出现疼痛或妨碍身体活动的情况，应尽早咨询医生，因为学会在整个孕期保持一定的活动是非常重要的。

孕期适度运动可以提升支持性肌肉的耐力，以抵消身体重心变化带来的影响。即使轻度的运动也可以促进心跳加速，改善组织供氧，伸展肌肉，控制体重，有助于为分娩做准备。

适宜的运动包括散步、游泳、骑自行车、产前瑜伽、肚皮舞、简易健身球运动、太极、减肥和温和的运动课程。女性如果打算在怀孕期间开始一项全新的运动计划，应向产检医生寻求建议和指导。

妊娠期间心血管系统和呼吸系统发生了显著的变化。适当调整运动或活动，避免用力过度或过热，防止心率、呼吸频率猛增。

妊娠期间心脏负荷增加了 30％～50％，每分钟呼吸次数增加了，尤其是孕 28 周以后。可以运用"说话测试"来监测运动强度：如果你在运动的时候还能说话，说明运动强度适当；如果因疲劳或气短不能说话，说明运动强度过高。将运动强度调整到一个较低的水平或者先休息一下再重新开始运动。

运动的时候使用心率监测器或手动检查心率（将手指压在脉搏点上），心率范围参照以下指南中的推荐。

健康孕妇：

20～29 岁，140～160 次/分

30～39 岁，140～156 次/分

＞40 岁，125～140 次/分

健康水平较差的孕妇：

20～29 岁，129～144 次/分

30～39 岁，128～144 次/分

一套均衡的孕妇运动方案包括以下类型的运动。

1. 有氧运动

散步、游泳、肚皮舞或骑自行车有助于心肺健康和体重控制。水中运动可以支撑子宫的重量，降低关节和盆底劳损的风险，防止身体过热，水的静水压作用还可以减轻肿胀。

从陆地跑转换成在游泳池中的深水跑（Deep water running），可以让跑步者继续享受自由跑步的感觉，并能防止盆底和关节劳损。

2. 力量和平衡

产前瑜伽、改良的普拉提、坐姿健身球运动、轻量级的哑铃和弹力带运动可提高身体的平衡能力，改善并保持肌肉的体积和力量。无论在妊娠期间还是宝宝出生之后，这些运动都能通过缓慢的控制性动作强化盆底肌和核心肌。可参阅117 页的耐力训练。

如果孕前不经常运动，那么孕期从简单的运动开始，如散步，一周 4～5 天，每次 10 分钟，逐渐增加时长，直到每次 30 分钟。

孕 16～20 周以后，跑步对盆底支撑的挑战太大（由于胶原和结缔组织受激素变化的影响），建议跑步健身者选择散步或者深水跑以防拉伤。跑步者和女性运动员由于长期训练而形成了紧致结实的肌肉。对于女性运动员而言，腹部和盆底肌放松（和盆底肌训练相反）以及会阴按摩能使其分娩过程更加顺利。

3. 运动注意事项

运动时记得做到这些：

• 穿舒适的、可支撑脚踝和足弓的鞋袜。

• 运动后慢慢地拉伸，但不要过度拉伸，因妊娠激素增加了韧带和肌腱的柔韧性。

• 避免高强度或剧烈的运动，随着妊娠的进程降低运动强度。

• 避免跳跃运动，运动的时候穿一件有支撑性的运动文胸。

• 穿戴支撑性服饰以减轻骨盆疼痛，避免将全身重量集中于一条腿上的运动。

• 孕 16 周以后避免仰卧的运动。

• 运动之前吃健康的碳水化合物。如果开始感到头晕，坐下来。带一些果汁或水果，以便运动中或运动后补充能量。

• 如果感到劳累或疲倦，停止运动；妊娠期间不适合过度活动。

• 在清晨、室内或在水中（低于 30℃）运动，以避免过热；保持凉爽并喝大量的水。在小组运动课上，站在靠近风扇的地方。

• 避免提举重物，尤其在孕后期不能举物超过头顶。对于轻中量级的力量训练应该针对个体情况进行评估，进而确定是否适宜。

• 妊娠期间不要做接触性运动或容易跌倒的运动，比如：触身式橄榄球、曲棍球、滑雪和骑马。

• **避免做仰卧起坐、卷腹或剧烈的腹部锻炼，以防进一步牵拉腹白线。**

如果以下任何一种情况出现，应避免做有氧运动：

• 头晕、严重贫血。

• 严重的关节痛、盆腔痛或腹痛。

• 未控制的 1 型糖尿病、甲状腺疾病、严重的呼吸或心血管系统疾病（运动可以预防或减轻血压升高和水肿，尤其是水中运动项目）。

• 未控制的高血压，先兆子痫（与血压升高及蛋白尿相关）。

• 宫颈机能不全，胎盘部分覆盖宫颈内口。

• 胎儿发育不完全、多胎。

• 早产、痉挛、胎膜早破或阴道排液、阴道出血。

• 突然出现的脚踝、脚或手的肿胀及病态肥胖。

本 章 要 点

- 一周中大部分天数通过锻炼保持身体的活动状态。
- 水中运动是整个妊娠期（一直到妊娠后期）理想的运动，因为增大的腹部可以得到支撑。
- 咳嗽、打喷嚏、或提重物之前使用"knack"技巧（第 14 页）收紧盆底肌。
- 定期的盆底肌训练对于控制或防止漏尿、支撑盆腔器官至关重要。
- 增加水和膳食纤维摄入量，保持大便松软，避免排便费力。
- 坐直，避免窝在沙发上，以防止胎儿采取后位出生姿势（胎儿的背朝向母亲的脊柱）。坐在直背的餐椅上。
- 游泳和胸膝卧位练习，有助于调整胎儿至最佳分娩胎位。
- 通过每天摄入可溶性膳食纤维预防便秘相关的痔疮和肛裂。
- 孕 16 周以后避免仰卧位锻炼，防止上腔静脉压力过大。
- 避免加重腹直肌分离的运动，如：仰卧起坐、卷腹、在健身球上做向后弯曲身体的动作，以及一些不妥当的普拉提、瑜伽锻炼。
- 穿戴支撑性服饰，支撑骨盆关节和腹肌。
- 性生活有时被建议用来促使过了预产期的胎儿出生。很多医院使用合成的前列腺素对超过预产期的产妇进行引产。

（赵子辰，梁硕　译　朱兰　审）

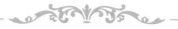

第三章
分娩的准备

产前做好各种准备，可以让孕妈妈更顺畅地完成分娩过程。从长远来讲，这些准备工作对孕妈妈和宝宝都有好处。

做好分娩计划是非常重要的，因为分娩不是一件记录在繁忙的日程表上，到了那一天处理一下就行的事情。为了取得最好的成绩，运动员在比赛前会不断地训练；为了达到最佳演出效果，表演者在表演前会不断演练。同样的道理，要想在分娩时达到预期的效果，就要在妊娠期进行积极有效的分娩训练。

下面介绍了几种产前训练的方法，孕妈妈可以先自己单独练习，之后与伴侣一起练习，有助于为分娩逐步做好身心准备。当然并非所有的训练策略都适合，孕妈妈可从中选择适合的方式进行训练，让身体和精神都做好分娩的准备。

想象法

想象法（Visualisation）是通过想象出你希望将来发生事情的画面来憧憬未来。通过想象法，把快乐、自信和幸福的妊娠及分娩的画面构建出来。当宫缩变得强烈时，集中精力幻想着快乐的情景或者记忆，可使注意力从宫缩上分散。现在有很多非常好的用于孕期幻想训练的 CD，可以帮助女性在分娩过程中建立自信、勇气，集中注意力。下面的建议可能有助于孕妈妈创造自己的幻想情境。

回想自己放松地泡着香薰浴、漂浮在游泳池里或者被日落瑰丽的色彩所吸引时所感受到的平静。感知精神上的平静有助于放缓呼吸，放松肌肉，提高身体的内在觉知力，集中注意力。

第一步

闭上眼睛，找寻自己认为平静的画面或者地方，诸如星光灿烂的夜空或日出时的沙滩。呼吸，全神贯注使自己融入这样的画面，仿佛时间静止一般。即使有外界噪声的干扰，也要沉浸在这种画面中，用心感受。可以在坐在桌边休息时、排队等候时或听轻音乐时重复同样的训练。

第二步

在《自然分娩》（*Brithing From Within*）一书中，Pam England 建议在放松时手握冰块，训练自己保持放松的能力。将冰块放于手掌，通过想象和呼吸转移注意力，忽略冰块带给你的感觉。重复这样的训练，能使你获得保持放松的能力，即使在不舒服的感觉刺激下仍能专注于平静的画面，这是分娩前训练中需要掌握的一项重要技能。

练习这项技能可以帮助女性在分娩阵痛时放松肌肉，并充分利用自己的宫缩进行生产。恐惧、屏气、肌肉紧张则会适得其反，延长产程。Juju Sundin 和 Sarah Murdoch 编写的《分娩技巧》（*Brithing Skills*）一书中通过分娩技巧课程指导读者一步一步掌握简单易学的、临床证实有效的疼痛管理技巧。

在我第三次怀孕时，我终于累积了一些关于分娩的智慧。我来到了一个海豚经常造访的小海湾，坐在那里，闭上眼睛，想象着一只光洁漂亮的小海豚游到我身边。在整个孕期我通过幻想法不断再现这种自由与奇妙的感觉，我仿佛看到并真切地感受到自己抓着海豚的背鳍，在大海中遨游。

临产时，随着产程进展，宫缩变得更强劲有力，我会幻想着这只小海豚载着我下沉，当宫缩结束时又带我回到海面，即使在水下我也能保持呼吸，并且能随着海豚上下浮沉游几千米远！

在第一次分娩时，我什么准备都没做，而且对自己希望怎样分娩也一无所知，更不必说我的分娩权利了。我只能（截石位）躺在产床上，双足踩着脚撑，通过注射杜冷丁镇痛最终侧切分娩。而在之后的妊娠过程中，我通过幻想训练和自我管理让自己与身体建立充分的联系，并坚定完成分娩的信心，最终顺利自然分娩，避免了药物和手术操作的干预。

会阴部按摩

有研究表明，在孕期最后的 4～6 周，定期做会阴部按摩可以降低初产妇的会阴裂伤和缝合的风险（并不总能防止撕裂）。胎头下降通过产道时，盆底肌肉承受着最大程度的拉伸和压力，会阴部按摩可以帮助产妇在一定程度上感知这种胎头着冠时会阴被牵拉的感觉。

会阴部按摩有两个好处：一是增加产前盆底肌肉的弹性；二是让产妇在产程中，当胎头下降、挤压盆底时，学会放松受牵拉的盆底肌肉。盆底肌肉因受到强大压力而猛然收缩时最容易导致肌肉和肌腱的裂伤。

胎头着冠时（宫缩产生强大的向下的压力）会充分牵拉盆底肌，保持盆底打开的状态，对于降低会阴撕裂风险很重要。

按照以下步骤练习会阴按摩技巧，也可以让伴侣帮忙。如果自己不能确定或需要进一步指导，请咨询助产士。

- 洗手、修剪指甲。
- 局部热敷或温水浴来放松盆底肌肉。
- 在会阴部（阴道口和肛门之间的区域）涂抹冷榨油或不含石油的润滑剂。
- 蹲坐在一个矮凳上或者撑坐在床上，将两拇指伸进阴道后上方距阴道口 3～4 厘米处，也就是对应会阴的上方。
- 保持拇指钩在阴道内，慢慢向肛门方向下压，直到感觉会阴部伸展并有刺痛感。这种撑开的动作可拉伸皮肤和肌肉，就像分娩时胎头牵拉这些部位的状态。按摩时应避免碰到尿道口。
- 在会阴被拉伸的同时，让自己有种"放空"的感觉，而不是收紧和关闭盆底肌肉。呼吸时保持下颌放松。
- 开始时可以拉伸 30 秒放松 1 分钟，此后的数周内可以逐渐增加至拉伸 90 秒（同时增加拉伸力度），如此重复数次。妊娠 36 周后可以每日做两次拉伸。
- 会阴部有疱疹或其他性传播疾病时禁止按摩。

有一种替代盆底肌肉拉伸的方法是使用盆底功能训练仪（EPI-NO）。先将Epino 装置的波形硅胶球插入阴道内，再向硅胶球内泵入气体，缓慢地牵拉盆底肌，并保持这个拉伸状态。在临床试验中，与没有使用 Epino 装置的对照组孕妈妈相比，孕 37 周后使用此装置的孕妈妈，盆底肌肉撕裂的发生率明显下降。

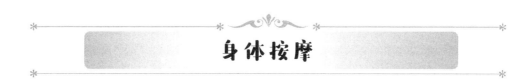

身体按摩

妊娠期间可以通过按摩来减轻压力、缓解脊柱疼痛和不适、放松紧绷的肌肉、缓解四肢水肿。按摩还可以为孕妈妈提供情感支持，减轻焦虑及对药物的需求。应确保按摩师是有孕期按摩资质的专业治疗师，因为有些按摩手法在妊娠期间应避免使用。孕早期不建议做身体按摩。按摩前应先跟产检医生确认一下。

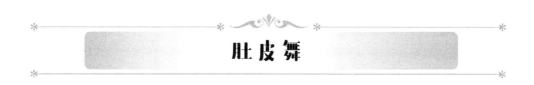

肚皮舞

肚皮舞又称东方舞蹈，起源于中东，是妇女为能够顺利分娩（以及性欲启蒙）从小就开始练习的舞蹈。分娩初期，慢节奏的臀部绕圈或 "8" 字动作会使产妇感觉更加舒服。随着宫缩的加强，腹部的摇摆和希米舞（Shimmy，抖动肩膀和臀部）能帮助调整胎位、舒缓盆底肌肉。

肚皮舞舞者环绕分娩中女性进行舞蹈，通过摇摆的动作让她平静下来，并鼓励她跟着一起进行慢节奏的动作。

一些女性发现肚皮舞可以缓解孕期背部疼痛，帮助产后腹部恢复。肚皮舞可以帮助盆底肌肉与腹部核心肌肉形成重要连接，提升肌肉的觉知力。伴随慢节奏的臀部绕圈运动，不同类型的盆底肌肉有节律地收紧。快速的臀部动作和希米舞动作则对盆底肌肉和腹部核心肌肉 "上提和保持" 的能力有更高的要求。孕期不要进行足部的快速动作，以防摔倒。

西方女性一般不学习骨盆和臀部运动。有些舞蹈需要活动骨盆时，控制上半身挺直不动；有些舞蹈则需要活动上半身，保持骨盆不动，这些舞蹈能有效地锻炼腹部和核心肌肉。传统的腹部练习（平躺）增强的是上腹部的力量；带有骨盆运动的舞蹈，则注重盆底肌和腹部核心肌肉力量和耐力的锻炼，并且练习是以直立的体位进行的。肚皮舞舞者在做臀部绕圈运动和希米舞动作时仍然保持上半身直立的姿势，可以保持对盆底肌和腹部核心肌肉的有效控制。

下面这套有趣的动作很多肚皮舞老师都会教，可以尝试一下：想象你的阴道内夹住了一支铅笔，然后活动臀部，慢慢感受盆底和腹部肌肉如何运作；站直，再分别顺时针和逆时针慢慢扭动臀部画圈，不要让铅笔脱出；想象用铅笔画圆圈和"8"字。有一位助产士告诉我，她建议过孕妇想象用铅笔写自己的名字，包括字母"t"和"i"也不放过。

想要学习更多这方面的知识，可以观看妊娠期肚皮舞的影像资料。

下 蹲

下蹲姿势可以在分娩前帮助增强大腿肌肉力量，并打开盆底。妊娠期间在背后放个健身球（如果没有，可以用枕头替代），靠着墙来练习下蹲。避免深蹲，因为训练重点是学会保持这个姿势，并锻炼大腿的肌肉，而不是看能蹲得多低。

• 刚开始练习时背部放个健身球或枕头，练习靠墙下蹲，每次 10～15 秒，重复 5 次；逐渐增加到每次保持蹲姿 60 秒，重复 2～3 次。在这期间应保持正常的呼吸节律。

• 如果关节不痛，可以扶着长凳或扶手完全下蹲：每次保持 30～60 秒，重复 4～5 次。在蹲下时试着放松并打开盆底肌，起身前收缩并上提盆底肌。

• 孕 34 周后，可以坐在带软垫的矮凳子上，双膝尽量分开，拉伸大腿部和盆底肌肉。

• 假如有骨盆痛或外阴静脉曲张，可以双膝并拢微微下蹲，持续 10 秒。

催眠疗法

专业催眠师的催眠疗法可以教授必要的放松技巧、幻想和冥想，有助于无药物干预的自然分娩。可以参加学习班进行一对一学习或在家通过 CD 自学。经常和伴侣一起练习可以减少恐惧和焦虑，彻底放松自己以及训练自己忽略疼痛的感觉。催眠疗法可以帮助你集中精力和意识，积极愉快地完成分娩。

孕妇学校

女性朋友可以通过书籍、互联网、与朋友及家人交流等多种途径获得关于妊娠和分娩的知识。但是有价值的、重要的、最新的知识还是要通过参加当地医院或者妇幼保健院的孕妇学校获得，因为书本和互联网上的信息有时会产生误导，或者这些信息只适合其他国家的人。孕妈妈可以和医生讨论这些从互联网上获得的信息。

孕妇学校专门为孕期的准爸妈设计课程，在这里他们可以学习和咨询关于妊娠、分娩、分娩姿势、干预措施、产后护理和育儿方面的知识。孕妇学校可能是准爸爸聆听关于分娩和育儿信息的唯一一次机会。这里也是一个结识其他夫妇的好地方，许多父母在产后仍继续保持联系。

很多机构都会开办孕妇学校，孕妇学校的授课者往往有不同的教育背景，包括导乐、助产士、物理治疗师等。无论孕妇在哪个地方分娩或采取怎样的分娩方式，孕妇学校的课程总能满足不同女性的分娩需求。授课者对于妊娠和分娩不强加自己的观点，并且灵活安排课程以满足孕妈妈的需求，这样课程效果最好。通常，不同的授课者所持观点可能不一样，因此需要孕妈妈向周围的人咨询或进行对比，寻找一家适合自己的学习班并尽早参加，好让自己有充足的时间学习完全部课程。

产前学习包括以下知识：

- 胎儿的生长发育，孕期的饮食和身心保健。
- 孕期及早产的注意事项。
- 不同的分娩方式和干预措施。
- 对分娩时各种状况的预期。
- 分娩时陪伴者的作用。
- 帮助分娩的呼吸和姿势。
- 分娩镇痛技术及疼痛处理方法。
- 制定分娩计划，了解分娩权利。
- 消除分娩恐惧。
- 知晓可能发生的意外状况。
- 母乳喂养的相关信息。
- 盆底管理和训练。
- 育儿早教知识、婴儿抚触按摩和睡眠技巧。

孕妇可搜索"更主动参与生产分娩"和分娩的相关信息，以便更完美地享受自己的分娩过程。阅读关于积极生育分娩的书籍，可了解更多相关信息。

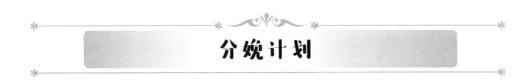

分娩计划

孩子出生前有各种各样的事情要准备，比如安排对较大孩子的照顾、事先冷冻好食物、安排去医院的交通工具（以及路线）等。孕妈妈动员自己的家人和朋友帮助做饭、购物、料理家务和照看婴儿，好让自己有充足的时间休息以及和丈夫、孩子有更多的时间在一起。

另一方面要尽可能全面地学习不同分娩方式或干预措施的利弊，尽可能了解所有的选择和自己的权利，包括知情拒绝。有的孕妇还喜欢把分娩计划写下来以表达自己的分娩意愿。

　　考虑是否需要书写一份计划表达自己理智的分娩需求，或者说对自己来说分娩中重要的是什么，自己眼中理想的分娩是如何进行的以及希望避免哪些措施。虽然这个计划并不是法律文书，但它可以让医护人员了解孕妇的意愿。

　　生孩子是一件不可预测的事情，分娩过程可能与计划背道而驰，因此应保持开放的心态和灵活度去适应突发事件。计划尽可能简明扼要，因为医院是个忙碌的地方，医生不可能记住每个孕妇的特殊需求或耐心看完她冗长的分娩计划。并且，一些医院和医疗机构有自己的规章制度和分娩流程，对那些制度和流程的执行会优先于孕妇的分娩计划。因此妊娠期间要做好功课，在充分了解分娩设施和医疗政策后，再做出这个重要的决定——选择分娩地点。

　　预定日程，事先和医护人员一起讨论分娩计划，确定他们提供何种程度的支持，梳理出自己的恐惧或者误解。把你同意的部分记录下来，住院时带到医院。即使医护人员理解患者的需求，孕妇自己也要明白当分娩过程中施加干预时，结局千变万化，难以预料。

　　分娩计划中涵盖的内容有：

　　（1）姓名、年龄、产次（如，第一个宝宝）。

　　（2）分娩陪伴者的姓名及他们需要做的事情。

　　（3）需要谁来陪伴分娩，比如：导乐。

　　（4）气氛：比如暗淡的灯光、希望播放自己喜欢的音乐或使用香薰机。

　　（5）分娩用具：瑜伽球、凳子、自己的枕头或其他安抚用具。

　　（6）水中分娩或淋浴：是否选择水来镇痛（很多医院没有水中分娩用的浴缸）。

　　（7）特殊要求：饮食、宗教、文化差异的特殊要求，残疾人需要的特殊设备或通道。

　　（8）镇痛方法的选择：针灸或 TENS（经皮电刺激）等。

　　（9）采用的分娩姿势：跪着、站立或侧卧等。

　　（10）助产方式：什么情况下选择产钳或胎头吸引（仅在紧急情况下使用），引产或静脉输液等。

　　（11）胎儿监护：助产士开始是采用手动监护还是电子监护，仅持续使用一段时间。

　　（12）会阴切开：咨询分娩医院是否常规选择会阴切开。

　　（13）胎盘处理：是否希望避免过早结扎脐带、检查或保存胎盘等。

择期剖宫产计划

如果确定选择剖宫产终止妊娠，为确保这次剖宫产成为一次愉快和有意义的经历，建议和医生一起讨论并制定个性化的剖宫产计划，其中包括：

（1）播放孕妇自己喜欢的音乐或营造一个安静舒适的环境。

（2）是否需要助产士在手术过程中实时解说。

（3）是否需要助产士手持镜子能使自己观看孩子的出生过程。

（4）是否需要照相或录像。

（5）新生儿娩出后立即放在自己的胸前进行早接触，同时用毯子包裹好自己的孩子。

（6）是否需要协助母乳喂养以与新生儿建立早期接触。

（7）延迟结扎脐带还是选择莲花分娩法（不剪断脐带，胎盘仍与宝宝相连）。

（8）分娩后是否需要丈夫与孩子的陪伴，以获得持续的情感联结和支持。

本 章 要 点

- 通过幻想和放松训练使自己对分娩充满信心和勇气，并集中注意力。
- 孕期身体按摩可以减轻压力，缓解四肢水肿，放松紧绷的肌肉。
- 专业的催眠疗法和幻想训练有利于分娩。
- 慢节奏的肚皮舞可以锻炼盆底肌肉和腹部核心肌群。
- 练习下蹲姿势可以增强大腿肌肉力量；孕 34 周后可以坐在带有垫子的矮凳上，练习拉伸大腿部和盆底肌肉。
- 准父母一起参加产前培训课程，了解妊娠、分娩、产后康复和新生儿看护知识。

- 了解希望分娩的医院的章程和流程。
- 和伴侣一起制定分娩计划，并与为自己提供医疗服务的医护人员讨论这一分娩计划。
- 个性化的剖宫产计划可以确保它成为一次愉快并有意义的经历。
- 向提供医疗服务的医护人员咨询分娩操作方案和一些规定。
- 预约助产士或导乐帮助孕妇进行产前准备、分娩和产后康复。
- 孕 34 周后，向医护人员了解胎位情况。
- 孕妇尤其是初产妇孕 36 周后进行会阴部按摩，可以改善盆底肌的弹性。

（叶扬，梁硕　译　朱兰　审）

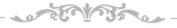

第四章
分娩的干预

只有全面了解分娩相关知识，再结合医生的建议，才能帮助准父母在分娩时做出最佳的选择。分娩过程中有时需要采取干预措施以确保母婴安全和健康。这些干预措施不是常规措施，只在紧急情况下使用。本章将讨论几个常见的干预措施，之后的章节则提供了改善盆底的一些策略。

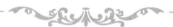

监 护

胎心监护（Cardiotocogram，CTG）可以记录胎儿胎心变化和孕妇的宫缩情况，但有研究表明，CTG并不一定使分娩更安全。胎心监护记录的是胎儿心率和节奏随子宫收缩而变化的曲线，对有高危因素的孕妇进行监护更有意义。做CTG过程中，孕妇活动受限，无法淋浴或盆浴，还有可能增加剖宫产的概率。有些医院要求常规使用CTG，特别是使用缩宫素或硬膜外麻醉时必须监护。最常用的类型是体外胎儿监护仪，电极贴在孕妈的腹部。有些情况下则需要使用宫内监护仪，一些医院甚至有遥感监测仪（telemetry）——孕妈携带无线电控制的监护仪在一定范围内可自由活动。

没有使用缩宫素的产妇可以改变身体姿势和自由活动，可通过手提式超声设备多普勒（Doppler）监测仪来进行胎心监测。如果需要电子监护，使用时最好询问医生是不是必需的，需要监测多长时间，什么时候停止监测。如果不用缩宫素，CTG通常只是在初始的20~30分钟而不是整个分娩过程中使用。

分娩镇痛

硬膜外麻醉是在产妇下腰椎间隙插入一根细导管，将麻药注入脊髓硬膜外腔，使注射部位以下失去知觉，也称作脊髓麻醉。这是一种有效的镇痛方法，尤其能改善因疼痛、恐惧和疲劳导致的宫缩乏力，使产程进展顺利。

选择使用硬膜外麻醉应权衡其中的利与弊。硬膜外麻醉有增加会阴侧切、产钳、胎头吸引的使用以及剖宫产的可能。麻醉情况下盆底肌肉处于麻痹状态，无法感知宫缩的强度并做出适当的反应，从而影响胎儿旋转，增加胎儿枕后位的发生率。而胎儿枕后位的分娩需要更大的空间，因此会更多地拉伸盆底肌，增加了盆底肌损伤的风险。

有研究显示，很多接受硬膜外麻醉的产妇出现了第二产程延长，需要外力刺激宫缩；有些人还会出现低血压，使产后一段时间不能活动，出现发热、排尿困难等症状。

腹部、子宫、宫颈和盆底肌肉麻痹意味着产妇在分娩过程中也将失去身体以及盆底肌本应该有的正常反应。这个过程中，有些产妇还可以坐起来，然而有的产妇只能侧卧，绑着胎心监护，输液，留置尿管。

因此，如果医生建议使用分娩镇痛，而产妇自己又不能确定，不妨咨询一下医生这样考虑的原因，再决定是否使用，产妇是有权利拒绝的。

会阴切开术

会阴切开术是指在胎头着冠时，在会阴部做一个全层切口，以增大阴道开口，帮助胎头娩出。它不是常规需要采取的措施，只有在紧急情况下需要缩短胎儿娩出时间时才施行。因此分娩前孕妇应全面了解这方面知识，从而做出恰当的抉择。

有研究表明，常规的会阴切开术并不能减少裂伤的风险。有两种术式：会阴中切术和会阴侧切术，中切术是从阴道口到肛门之间的切口，这种切口对肌肉损伤少，容易恢复，但是切口延伸可能导致肛门括约肌断裂，这也是会阴Ⅲ度和Ⅳ度裂伤的主要原因之一。肛门括约肌断裂会引起大便失禁（不能控制的排便和排气）。产后早期修复这种撕裂是非常重要的，应在胎儿娩出后立即进行。会阴侧切术是从中线向斜下方约45°切开，为降低撕裂伤的风险需要切断更多的盆底肌肉。

平躺着（仰卧位）分娩会增加会阴裂伤和使用会阴切开术的可能性。通常在胎盘娩出后用可吸收缝线缝合切开伤口。

分娩过程会阴完好的妇女很少出现性生活过程中阴道疼痛。会阴裂伤或修补后的瘢痕的早期处理方法见第78页，后期瘢痕松解技巧见第102页。了解更多关于会阴切开术的信息可查看：mayoclinic. com/health/episiotomy/HO00064

分娩姿势的选择

分娩姿势的选择对胎儿的娩出和盆底有重要影响。研究发现，直立和左侧卧位（无硬膜外麻醉）分娩可以减轻分娩时疼痛，减少会阴切开、胎头吸引或产钳的使用以及胎儿心脏异常的发生，缩短产程。

仰卧位或斜靠（以骶骨为承重点的体位）会缩小骨盆出口。仰卧位状态下，身体在宫缩时会抬头前屈用力，这种姿势会使盆底组织收紧，增加肌肉损伤和/或会阴切开的风险；斜靠时（如截石位），分娩过程中骶骨无法稍稍后移来为胎儿的头部腾出更多空间。因此助产士会鼓励孕妇采取不同的姿势来缩短第二产程，最大程度地减少盆底组织损伤。了解不同分娩姿势，详见第51页"分娩姿势"。

其他干预措施

（一）人工破膜

人工破膜（一种引产或扩张宫颈的方式）是在羊膜上刺穿一个小洞，让胎儿周围的羊水流出来。通常用来（和缩宫素一起）引产或促进产程进展，需要在胎儿头皮处连接宫内监护仪或者观察羊水是否被粪染（胎粪）。羊水可以缓冲分娩过程中子宫收缩给胎儿的压力，保护胎头避免受压。如果破膜后产程延长或停滞，考虑到感染的风险以及时间限制（限定的期限内无法结束分娩），需要医护人员进一步干预。许多医院对于分娩都有限定的时间，如果产程进展缓慢或者延长超过 8～10 小时，则需进一步干预。

产程延长和宫口扩张缓慢会增加人工破膜、输液和需要卧床进行体外持续监护的可能（使用遥感监测可不要卧床）。如果宫颈不能有效扩张，引产失败，则只能选择剖宫产分娩。

其它的干预措施有阴道内使用前列腺素凝胶来软化和扩张宫颈；宫颈处放置带球囊的导管（Foley 导尿管），通过球囊充气来引产；将戴手套的手指伸入颈管内，剥离胎膜来诱发宫缩。

少见的引产方法包括性生活（精液内的前列腺素能诱发分娩）、乳头刺激（分泌催产素引产）、针灸、中药和顺势疗法（关于该方法利弊的研究较少）。

不要一开始宫缩就来住院，除非是医生建议的（与你曾经在电视节目上看到的那些做法不同）。

孕妈保持轻松安心的情绪，能够不受限制地自由活动，保证摄入充足的水分，得到助产士或分娩陪伴者的支持，往往会使产程顺利进展。反之，孕妈过于激动、恐惧、紧张或焦虑，会增加肾上腺素分泌而使产程进展缓慢或停滞。关上门，调暗房间的光线，下床活动，利用幻想、呼吸技巧和骨盆摇摆动作，来促进子宫收缩。

（二）阴道助产

阴道助产是指医生在第二产程中使用胎头吸引器或产钳，帮助胎儿从产道中快速娩出。产钳就像一把夹沙拉的大夹子，中间是镂空的，将胎头环抱在两页之间，在产妇宫缩向下用力时，助产师向外牵拉帮助胎头更快速地娩出。产钳还可用于在分娩中帮助胎儿旋转和保护早产儿。胎头吸引术是将一个杯子形状的吸引器置于胎头上，利用负压吸引原理持续吸住胎头，配合产妇宫缩用力，助产士向外牵拉使胎儿快速娩出。如果硬膜外麻醉过深，使得产妇下肢不能活动或者盆底组织麻痹，就可能需要使用产钳和胎头吸引帮助分娩。

产钳和胎头吸引均容易破坏盆底及内部的支撑组织（胎头吸引较产钳的损伤程度小一些）；采用阴道助产增加了阴道和会阴疼痛、大小便失禁和缝线感染的风险。如果仅行阴道助产而不使用会阴切开术，可以减少会阴深部裂伤的风险。一些研究显示，胎头吸引与产钳相比（当分娩助手为医生时），能减少肛门括约肌损伤的风险。如果分娩过程中需要阴道助产来快速结束分娩，应咨询医生擅长采用哪种助产方式。

（三）腹部按压

腹部按压是产妇向下用力时间过久后（产妇可能使用了硬膜外麻醉，也可能没有使用），强加于产妇腹部的推力。腹部推按容易造成阴道和盆底组织的裂伤，拉伤内部支撑组织。分娩时自然的推力是产妇自发用力，不易致产妇疲劳，也降低了撕裂伤的风险。向下推按产妇腹部帮助胎儿娩出并不安全，临床很少使用。只有在紧急情况下（胎儿肩膀相对阴道口太宽，娩出困难时）有可能使用腹部按压来帮助胎肩旋转，帮助胎儿从耻骨后娩出。

分娩中如果使用了阴道助产术或有裂伤和缝合，产后应该咨询女性健康物理治疗师来确保盆底组织有效恢复。

想要了解更多关于分娩干预措施的利弊以及分娩权利的信息，可查看网站：www.childbirthconnection.org

本章要点

- 在孕期了解与分娩相关的各种操作并了解其对女性盆底的影响。

- 使用胎心监护（CTG）将限制产妇的活动。使用缩宫素引产时需要监护胎心变化。

- 硬膜外麻醉无痛分娩可能增加会阴切开、使用产钳、胎头吸引和剖宫产的风险。

- 会阴切开术会切断会阴部肌肉，只在胎儿情况不良、需要尽快结束分娩的紧急情况下采用。

- 仰卧位分娩姿势会增加盆底组织受损和会阴切开的风险。

- 过度的兴奋、恐惧、紧张或焦虑会使肾上腺素分泌增加，可能会使产程进展缓慢或停滞。

- 产妇感到安心轻松，能不受限制地自由活动，保证充足的水分摄入，得到助产士或分娩陪伴者的支持，往往会使产程顺利进展。

- 通过关上门，调暗房间的光线，避免平卧，利用幻想、呼吸技巧和骨盆摇摆动作，来促进子宫收缩。

- 产钳和胎头吸引均容易破坏盆底及内部的支撑组织（胎头吸引较产钳的损伤程度小一些）。

- 分娩过程中，长时间腹部按压会造成盆底肌肉及支持组织的损伤。

- 分娩时产妇自发用力不容易造成其疲劳，导致裂伤的可能性相对也较小。

（叶扬，梁硕 译 朱兰 审）

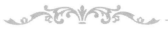

第五章
分 娩

女性担心分娩会对盆底肌肉功能造成影响是很自然的事情。分娩后盆底肌肉的状况取决于多种因素：分娩过程中采用的干预措施、分娩姿势、胎方位、产妇骨盆大小、分娩镇痛方式、助产士以及分娩环境的选择。某些危急情况下为了确保母子平安必须进行紧急干预，因此，女性分娩前应对可能出现的情况都进行了解。

每一名妇女都有权利事先知晓自己所在的医疗机构进行分娩干预的比例，也有权利接受或拒绝分娩的常规措施。应向医护人员询问产房的分娩常规和制度。为避免一些已知可能导致问题的常规措施，孕妇应选择一家不仅能在分娩过程中提供持续的支持，还能提供其它灵活的分娩方案的医疗机构。

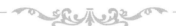

改善分娩后盆底结局

下面的选择可能会帮助避免或减少分娩过程中盆底损伤，节约体力。

1. 助产士

助产士有专业的技术，可以在分娩及产后恢复等方面给产妇最安全的呵护。助产士接受过培训，她们能够理解并促进正常分娩，会使用有循证医学证据的干预措施，并熟练掌握紧急情况的处理。研究表明，助产士引导下的分娩较少需要干预措施，分娩过程安静、平静，产妇的意愿在条件允许的情况下能够得到满足。

也可以考虑分娩中寻求导乐的陪伴，虽然导乐没有接受过专业的助产培训，但接受过导乐训练，可以在分娩期和产后支持产妇及其伴侣。研究显示，分娩过程中助产士和导乐的存在可以降低剖宫产率，缩短初产妇产程，减少麻醉药的使用，减少硬膜外麻醉和产钳的使用。

2. 活动

分娩过程中变换姿势和行走可以帮助胎儿下降入骨盆。活动能够缩短第一产程，帮助产妇更好地耐受宫缩。变换身体姿势可以调整骨盆形态，让胎儿找到下降和旋转的最佳途径。许多孕妇发现，产程变慢时通过改变姿势可以加速产程。有研究表明，直立姿势可以使第一产程缩短 1 小时，因此建议产妇不要平躺在床上，而是选择舒适的站立姿势进行分娩。

分娩时身体可向前趴在枕头上，双膝跪地，两手伏地支撑或臀部绕圈运动，如果累了可以坐在瑜伽球上或摇椅上进行有节律的运动。

3. 热毛巾或热敷

腹部或腰骶部疼痛时使用热毛巾或热敷包可以减轻疼痛。了解所在的医院是否提供或允许使用热敷包。淋浴时用热水洒在背部可以帮助产妇专注呼吸、缓解肌肉紧张，放松身体，同时分散注意力，减轻疼痛。淋浴时还可以两腿分开，身体前倾坐在瑜伽球上或矮凳子上。宫缩时直接手持喷头将热水喷洒在腹部或背部。胎头着冠时用热毛巾加压敷在会阴上，当胎头娩出时可以更好地保护盆底。

4. 水

身体浸泡在水中可以放松肌肉，减轻疼痛，支撑身体，营造失重感，还可以缩短产程。在家中分娩可以购买或租用特殊的分娩浴盆；如果在医院分娩，要先咨询一下，不是所有的医院都提供水中分娩。高血压、子痫前期、糖尿病和肥胖者不适合水中分娩。如果使用了强镇痛药物（除气体吸入之外）或胎儿不能耐受产程，禁用水中分娩。就像泡水时间长了，指端会变软和起皱褶，水可以使会阴皮肤变软而减少撕裂的风险。

Janet Balaskas 在《水中分娩》（*The Water Birth Book*）一书中推荐当宫口开大到 5～6 厘米时再进入浴盆或水池；过早使用水中分娩会使产程变慢。许多妇女跟我讲述过她们难忘的分娩经历：有的是在室外的热水浴池，有的是在安静而幽暗的房间，伴随轻柔的音乐。

5. 按摩

按摩可以在分娩中减轻疼痛，增加舒适感，帮助产妇树立自信心。用拇指揉捏肩颈部和沿着脊柱下行按摩可以放松肌肉。分娩陪伴者用拇指在产妇的腰骶部皮肤按压可以有效缓解腰背部疼痛。有力、缓慢、深压很关键，轻触、不稳定的按压反而令人不适。建议丈夫在妻子妊娠期就学习按摩技巧，为妻子的分娩做好准备，了解妻子希望按摩的区域，在其指引下开始和停止，避免分娩时手忙脚乱，否则即使平常喜欢按摩的女性到时也会很反感。

按摩会让手部感到疲劳，使用按摩工具或按摩油可以增加按摩的深度并减轻疲劳。在胎头着冠和娩出时，助产士有时会使用冷敷按摩来减轻产妇会阴部的肿胀和灼痛。

6. 音乐

一项研究将音乐对于分娩疼痛的影响进行了对比：选择初产妇作为研究对象，一组人听平静的音乐，另一组人不使用音乐，宫口开大 3～4 厘米后每小时评估一次产妇疼痛的感觉和强度，结果听音乐组的产妇自觉疼痛程度更轻，心情忧郁更少。根据这一结果，研究者提倡将播放平静的音乐作为一种在分娩早期替代镇痛药物缓解疼痛的简单有效的方法。

7. TENS

分娩时使用经皮电刺激神经（Transcutaneous electrical nerve stimulation，TENS）可以阻滞疼痛信号向大脑传入，促进内源性止痛物质（内啡肽）的释放。把 TENS 的小电极片黏附在背部和臀部的神经传入点，连接在一个手控操作装置上。调节强度，低频脉冲可以刺激内啡肽的释放，高频脉冲则可以缓解疼痛。如果为了刺激宫缩，可将电极片放置在促进宫缩的针灸穴位上。TENS 在分娩早期使用最有效，但是不能在水中使用。

8. 加压

分娩时穿弹力袜可以避免妊娠期已经出现的下肢静脉曲张进一步加重。压力梯度弹力袜能有效缓解分娩时下肢静脉承受的压力，阻止静脉曲张加重。

9. 针灸

在分娩前使用针灸刺激特定的穴位可以增强或降低身体能量。胎膜破裂后宫缩停滞或妊娠超过 40 周没有临产者可以通过针灸刺激子宫收缩。有资质的专业针灸师可以通过针灸有效且无创地诱发宫缩，缓解宫缩的强度，缩短产程。

10. 香薰疗法

点燃特定的香熏油或使用香薰疗法配合按摩可以刺激宫缩。医院如果不允许使用明火（蜡烛）可以选择香薰机，芳香治疗师通常选用鼠尾草（癫痫患者禁用）、茉莉、薰衣草、甘菊、柑橘、天竺葵或玫瑰精油。

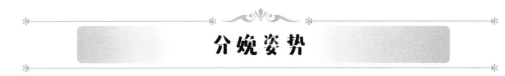

分娩姿势

随着产程进展，胎儿要变换不同的姿势旋转着下降进入骨盆从而娩出。产妇变换姿势（结合骨盆运动、按摩、水、昏暗的灯光、音乐、转移注意力、集中精神呼吸和情感支持）是有效缓解分娩阵痛的一种方式。当胎儿随着宫缩下降的时候可采取舒适的直立姿势。平躺姿势会减慢产程而且可能增加干预措施的风险。试想采用这样平躺的姿势排便是不是也很困难和费力？宫缩时应保持活动，采取舒适的姿势，在宫缩间歇期好好休息。产妇和伴侣一起做以下练习来帮助分娩。

• 倚靠着伴侣一起脚对脚地慢舞（伴随着产妇喜欢的舒缓音乐）。

• 尝试半蹲的姿势，臀部向后用力（排大便动作），前臂支在床上休息。下蹲的姿势可以帮助胎儿更快地进入骨盆。

• 如果觉得直立或下蹲姿势累的话可以坐在瑜伽球上。坐在瑜伽球上可以支撑大腿，缓解会阴部位的压力，并保持胎头持续压迫宫颈。也可以在淋浴时使用瑜伽球。

• 坐在瑜伽球上或分娩凳上，双膝尽可能分开，可以帮助打开骨盆和臀部。双手自然地放在大腿上并身体向前倾斜。用力分娩时，也使用这种打开姿势（类似于排便时的姿势）（见第 16 页）。

- 骑跨在餐椅（没有扶手）上，身体前倾尽量靠着椅背，保持脊柱挺直的状态，不要窝着身体。

- 伴侣背靠墙坐在瑜伽球上，双手放在产妇的腋窝下支撑其重量；产妇背靠球蹲在前方，双臂支在伴侣大腿上。水中分娩使用同样的姿势（不需要瑜伽球）。

- 采用"悬挂式"蹲姿：将毛巾悬吊在坚固的钢轨上，双手抓住毛巾末端来下蹲。

- 分娩中如果觉得腰背部疼痛可以跪在枕头上，双臂趴在瑜伽球上或怀抱着球前后慢慢滚动来减轻疼痛，这种姿势也方便伴侣为产妇按摩背部和热敷。

- 可以通过腰骶部皮下注射灭菌水来有效缓解背部疼痛，那在 60% 的产妇身上验证为有效，一次注射可以持续 2 小时。

- 当胎儿下降到一定角度时，助产士会建议采用弓步姿势帮助宝宝旋转。将凳子靠墙放，一只脚踩在地面上，另一只脚放在凳子上，身体向凳子方向前移形成弓步，重复该动作几次后换另外一只脚。

- 分娩中不要平躺或者采取背靠支撑物的姿势，那样会压迫骶骨和尾骨，不利于骶尾关节轻度后移以便为胎儿娩出腾出更多的空间。

- 如果需要放缓产程，恢复体力或需要干预时（硬膜外麻醉）可以采取左侧卧位。如果以这种姿势分娩的话，分娩陪伴者可以从旁边抬起产妇上面的一条腿来帮助打开骨盆。

- 如果选择水中分娩，在浴缸中身体重心应远离臀部，采取单膝跪着或蹲下的姿势，一条腿膝部着地，另一条腿以脚踩在浴缸底部。

促进产程进展

分娩中利用简单的呼吸技巧可以为产妇（和宝宝）提供充足氧气，放松自己并节省体力。专注的呼吸可以帮助产妇利用宫缩加速产程而不是在宫缩时绷紧肌肉，减慢产程。

分娩前学习呼吸技巧可以避免屏气，增强应对宫缩的信心。产妇可以坐在喜爱的椅子上、盆浴时、沐浴时练习专注呼吸，也可以在做骨盆绕圈运动或在进行四肢着地练习时进行这样的呼吸训练。

妊娠后期如果出现不规律宫缩（Braxton Hicks），这是练习和体会专注呼吸的最佳时机。宫缩一般持续30～60秒，但偶尔也许会持续2分钟。妊娠后期的不规律宫缩可以软化宫颈。

产妇可以和伴侣一起练习分娩呼吸法，并让他知道如何在产程的不同阶段引导和帮助妻子专注和调整呼吸。这样在分娩时如果产妇觉得宫缩疼痛难以忍受，可以通过和伴侣四目相对、跟随着他的呼吸节奏来调整自己的呼吸。产妇在宫缩间歇时可以闭目休息。

分娩前和伴侣约定好一些特殊的"接触暗示"，这样当产妇在分娩中焦虑的时候，伴侣可以很好地提供帮助，比如把手放在肩膀上，代表让对方慢慢地呼气。

产前的瑜伽和冥想可以训练产妇的放松技能，学会在不同姿势下运用不同的呼吸技巧。这些技巧终身受用，在今后面临危机和压力时也可以使用，帮助自己放松下来。

（一）第一产程：分娩早期（宫口开大0~3厘米）

分娩早期宫缩较弱，持续时间短，宫颈开始扩张。在宫缩开始前数小时或数天宫颈黏液栓会自阴道排出，这是将要临产的征兆。分娩早期这种征兆有可能被忽略。

轻度阵发性痉挛痛和背部钝痛也是产妇将要临产的表现。随着宫颈的扩张，正常的子宫收缩会在这个早期阶段逐渐增强并变得有规律。

早期宫缩通常不是很有规律，持续时间短（15～40秒），间隔超过5分钟。听从自己的身体，睡一觉或洗个澡会让自己变得舒服。胎膜可以在任何时间破裂，可以在宫缩开始之前，但更常见的是在分娩过程中，在宫颈快开全或开全后准备用力的时候破裂。有些产妇产程进展顺利，有些产妇产程开始后却又停滞。

宫缩开始时，进行深吸气，然后嘟起嘴巴慢慢呼气，放松下巴，避免屏气。

初产妇产程较长，经产妇产程通常较短，但是没有办法预测产程的长短。休息和摄入一些清淡食物（酸奶和水果，比较容易消化），避免过饱引起呕吐。同时注意摄入充足的水分和果汁。

除非得到医生的指示，否则尽可能待在家里直到确定临产后再住院。

（二）第一产程：分娩活跃期（宫口开大 3~7 厘米）

羊膜囊可以缓冲宫缩的压力，保护胎儿，在进入宫缩活跃期之前一般不会破裂。随着宫口继续扩张，宫缩会变得更强更频繁，持续时间也会更长。当宫颈扩张时，会有类似于月经期的那种痛感或腰骶部不适，这种感觉是很正常的。当宫缩比分娩早期更为频繁时，应使用幻想技巧来放松自己。宫缩开始较弱，逐渐增强达到高峰，然后再慢慢消失，通常持续 45~90 秒，间隔 3~5 分钟一次，直到宫口完全打开。

产妇可采取前倾或直立的姿势让胎儿有更大的空间下降。尝试不同的姿势让自己更舒服，宫缩间歇好好休息，保存体力。在这个阶段尝试活动、跳肚皮舞、坐在瑜伽球上臀部摇摆运动、接受按摩、热水淋浴和泡澡都有助于分娩。如果没有并发症，产程进展顺利且体重指数（BMI）小于 35，可以使用水中分娩。利用水的浮力支持身体会让人有失重感，感觉更舒服。

（三）过渡期（宫口开大 7~10 厘米）

这个阶段为分娩后期，宫口会完全扩展至 10 厘米，胎头逐渐下降到阴道。子宫上部（宫底）肌肉收缩，推动胎头下降压迫宫颈，反射性引起宫颈扩张。宫口从 7 厘米开到 10 厘米的过程可以持续 30 分钟到 2 小时不等，宫缩会变得更强，间隔 1~3 分钟，持续 60~90 秒。这个阶段在有些产妇身上持续时间较短，但对于有些产妇则是一种挑战，可能会出现短暂的震颤、恶心、烦躁、强烈的大便感。

伴侣此时也可能会感觉很无助，希望得到助产士的帮助。此时，要让伴侣知道所有这些表现都是正常产程的一部分，产妇所经历的疼痛是一种正常的现象，没有危害。

在这段通常很艰难的产程中，伴侣应承担起教练（使用彼此的"接触密码"）的作用，给予产妇按摩，擦汗递水，鼓励产妇摇摆或者转动臀部，帮助改变体位，言语上给予支持，通过眼神接触提醒产妇运用分娩呼吸技巧，直到这个虽然短暂却艰难的阶段结束。在产妇不希望碰她的时候，伴侣只需要在一旁安静地给予支持。

这个阶段如果产程进展缓慢，可以摆动臀部或通过热水浴来减少药物的干预，可以尝试坐在分娩凳或马桶上来放松自己，并打开骨盆组织。医生也许会建议通过人工破水来增强宫缩。

如果产程停滞（每小时宫颈口扩张小于1厘米），医生会给产妇静脉滴注人工合成的缩宫素或催产素（促分娩激素）让宫缩变得更强、更频繁，而此时产妇需要更多的技巧和支持来应对这种人工增强的宫缩带来的不适感。如果缩宫素使用恰当，产妇一般不会出现无法忍受的宫缩痛。产妇在分娩前最好咨询医生或者相关人员了解他们加速产程的操作一般是怎样的。

使用催产素的时候，需要常规监测胎心变化以了解胎儿是否缺氧。胎心监护使用见第42页。

每次宫缩到来时采用下面的专注呼吸法：

（1）深深地吸气，然后张嘴缓慢地呼气，呼气时发出长长的"哈"，把注意力集中在咽喉部，体会轻微震颤的感觉。整个宫缩过程重复使用这种呼吸方式。

（2）先练习呼气时轻柔地从喉咙发出低音，然后逐渐提高声音，同时放松自己，张嘴并打开盆底。过高的声音或尖叫反而使盆底肌肉收缩。

（3）呼气时把注意力集中在咽喉后下部的震颤，避免屏气和过度通气（快速的胸式呼吸）。

（4）使用这种喉咙发声的呼吸方式并想象宫口开大到了10厘米。

（5）在妊娠后期练习想象宫口开大2厘米、4厘米、6厘米、8厘米、10厘米等的情况。在宫缩时把注意力集中在宫颈口的扩张上，想象打开宫颈让胎儿娩出，而不是用力推出胎儿。

有时候产妇会有强烈的想向下用力的感觉，而助产士会告知在宫颈完全扩张前不要用力。这时候产妇可以采取"头朝下-屁股朝上"的姿势，呼气并以喉咙发出快速的"哈"音来阻止这种感觉，侧卧位也可以帮助阻止这种想要向下用力的感觉。

（四）第二产程：宫口开全到胎儿娩出

宫口开全后宫腔和阴道完全相通，胎儿离开宫腔下降到盆底。通常这个阶段子宫处于相对静止期，为下一阶段胎儿娩出做准备，大约需要 20 分钟。有研究显示，宫口开全时孕妇立即用力会增加剖宫产和阴道助产的概率。研究人员建议这个时期产妇不要过早用力，直到有便意的感觉再用力，这样也可以减少产妇产后疲劳感。

在产妇自发的推力作用下胎儿逐渐下降，骨盆和会阴组织会做出相应调整来适应这种推力，从而减少阴道和会阴裂伤。

如果在这之前产妇未曾排空小便，最好记得解小便，否则充盈的膀胱可能会妨碍胎头下降。在宫缩时有想要大便的感觉是很常见的，因为直肠紧邻子宫后方，宫缩时，直肠也会跟着一起收缩。如果没有强烈的便意最好不要用力。选择一个舒适的、能利用重力帮助胎儿下降的姿势，如果觉得疲劳可以侧卧位躺着。初产妇这个阶段通常需要 1～2 小时，经产妇会快一点。

（五）第三产程：胎儿着冠和娩出

这个阶段通常持续 5～15 分钟。胎头着冠后，产妇的身体通常会自发地用力。当胎儿下降到盆底的时候，产妇会本能地产生一种强烈的不自主地向下用力的感觉，在宫缩和这种力量一起作用下使得胎儿通过骨盆娩出。

这时下颌放松，采用"喉咙发声"的呼气方式，通过膈肌的作用向下用力；膈肌附着于前面的肋骨、胸骨和后方脊柱，膈肌收缩可增加腹压压迫子宫，就像咖啡法压壶的柱塞一样。如果感觉头昏眼花，可以用双手罩住嘴巴吸回呼出的二氧化碳来缓解这种感觉。

当胎头娩出时，每个产妇的会阴部感觉因人而异，大多都有拉伸、刺痛或烧灼的感觉。此时，助产士可能会让其暂缓用力，好让会阴部有更多的时间来充分伸展。用热毛巾敷于阴道口、会阴和肛门部位可以起到很好的舒缓作用。将热毛巾压在会阴部和肛门周围可以减少撕裂的发生。如果会阴部肿胀明显，则可通过冷敷来减轻水肿和产后损伤。

如果使用了硬膜外麻醉，盆底组织处于麻痹状态，产妇身体的本能反应会减弱。这时助产士可以用手来示范，并通过小镜子让产妇看到需要在哪里用力。在胎头着冠时，应避免牵拉展开的盆底肌肉（同时按摩会阴），以免加重局部肿痛、损伤和撕裂。

在第三产程，可尝试下面对盆底有利的操作方法：

（1）来回走动，单膝下跪或四肢着地，利用重力帮助胎儿下降和娩出。左侧卧位分娩也可以减少会阴部损伤。

（2）胎头下降时压迫直肠，会产生强烈的便意，这时候产妇出现排气和排便很常见。

（3）在宫缩时就像排大便一样用力。产妇可以这样操作：**双手叉腰，慢慢地长呼气，发出低声的"哈"音（这样会感觉到腰部变宽），同时打开盆底组织。**

（4）使用膈肌和腹横肌向下用力，这样可以减少分娩中过度牵拉腹直肌导致腹直肌分离。

（5）当胎头着冠时，盆底肌肉和外阴被拉伸，产妇会阴部会鼓起来。此时能看见胎儿的头顶和后脑勺（刚出来的头皮皱皱巴巴的，但很快就会变光滑了）。胎位正常的情况下，胎儿背部朝向妈妈的腹部，胎儿面部对着妈妈的脊柱。

（6）胎头下降到盆底时开始旋转，胎儿下巴向胸部俯屈，头顶最先娩出，之后胎头开始仰伸，娩出下巴。

（7）当胎头着冠即将娩出时，接生人员会让产妇先停止用力，恢复张口用喉咙呼气发出"哈"音，之后稍稍用力让胎头缓慢娩出，以避免裂伤。

（8）使用小镜子可以看到胎头娩出过程。当看到胎儿即将娩出但稍后又缩回时不要失去信心，这很正常，因为宫缩间歇期向下的力量减小了，胎头会稍稍回缩。一些助产士在胎头娩出时会用手罩住或支撑外阴以保护会阴、防止撕裂。

（9）将手轻轻地放在胎儿头部来支撑盆底，与此同时嘱产妇慢慢地呼吸，让胎儿一点点地娩出到助产士的手上。

（10）胎头完全娩出后，旋转胎头，使其面部朝向产妇一侧大腿，顺势娩出胎肩和胎体。

（六）其他胎位

臀位是指分娩时胎儿的臀部最先进入产道娩出而不是胎头。正常的胎位应该是头位而不是臀位。如果胎位不正，在妊娠后期通过体外推拿和按摩有可能使胎儿转为头位；如果初产妇的胎儿是臀位，则不建议采用阴道分娩。

枕后位是胎儿的背部紧靠妈妈的脊柱，可以稍偏左或右。大部分情况下，在分娩过程中胎儿背部会旋转至前面，少数会保持或旋转成枕后位。这种情况下分娩会较慢，尤其是初产妇，胎儿头部会压迫尾骨。

常规检查时产妇和家属应该了解胎位情况。从妊娠 34 周开始进行体外推拿，可以减少分娩时枕后位的发生。分娩过程中，如果接生人员需要旋转胎头，应该在产妇宫颈口开全的时候（以避免宫颈裂伤）操作。

以下措施可以帮助胎儿从枕后位转为枕前位：
- 分娩前，定期做膝胸卧位，每次 5～10 分钟。
- 游泳或在泳池内使用打水板。
- 扶着楼梯扶手在同一级台阶上下踏步或上下有扶手的楼梯。
- 分娩时产妇采取"头朝下-屁股朝上"的姿势，可以让胎儿退出骨盆，从而腾出更大的空间旋转。
- 胸膝卧位，同时摆动臀部，可以减轻背部疼痛。
- 定时热敷、淋浴、深部按摩（使用按摩油）来减轻腰痛。
- 避免平卧位和完全下蹲的姿势，这种姿势会减少胎儿在骨盆内的旋转空间。
- 尝试坐在分娩凳或马桶上，同时身体前倾。
- 感觉累的时候侧身躺下。

（七）第四产程：胎盘娩出和产褥早期的护理

当胎儿娩出后，子宫收缩迫使胎盘从子宫壁上剥离。医生通常会肌内注射缩宫素来促进胎盘剥离，减少出血和血肿的发生。这个阶段通常需要 5～20 分钟，没有用缩宫素时间会稍长些。

不使用缩宫素（胎盘自然娩出），第三产程需要 1～3 小时。胎盘自然娩出可避免因使用缩宫素和牵拉胎盘从子宫剥离引起的胎盘断裂。研究表明，胎盘自然剥离对妇女是安全的，产后出血的风险很低，而人为干预胎盘剥离可能使产后出血的概率增加 7～8 倍。脐带延迟结扎可以使胎儿获得胎盘内的血和凝血因子，同时可以让胎儿躺在妈妈胸前并进行母乳喂养。

应尽早让孩子和妈妈待在一起，在温暖的环境中开始母乳喂养，这样有利于子宫收缩帮助胎盘娩出，减少胎盘娩出后子宫创面的出血。

胎盘胎膜娩出后，助产士会仔细检查是否完整。缩宫素可以促进子宫收缩，帮助胎盘剥离和娩出，然而过早地使用并不能加快分娩的进展。

剖宫产分娩

　　择期剖宫产指分娩前选择时间进行手术以完成分娩。急诊剖宫产是在分娩过程中因医学原因需要紧急结束分娩而采取的手术。当产程进展停滞、胎儿窘迫或阴道分娩对母子有风险时需要紧急转剖宫产。剖宫产一般选择硬膜外麻醉或腰麻，但是如果存在医学上的紧急情况、硬膜外麻醉效果不好或者出于产妇的意愿，可以采用全麻这种麻醉方式。

　　业界对于全球不断攀升的剖宫产率一直存在争议，有些医疗服务提供者支持这种分娩方式，有些妇女认为即使没有医疗指征，剖宫产也可以成为她们可选择的分娩方式之一。世界卫生组织致力于降低剖宫产率，建议剖宫产率为10％～15％。目前澳大利亚剖宫产率为30％（1977年为10％）。在一些私立医院剖宫产率高达60％。短期内剖宫产可以避免盆底肌肉损伤，但是并不能降低远期尿失禁和盆腔脏器脱垂的发生率。

　　第一次分娩选择剖宫产，第二次分娩时大多数人仍然选择剖宫产。剖宫产后希望尝试阴道分娩（vaginally after a prior caesarean，VBAC）的妇女需要得到更多的支持，在得不到家人和医生的支持时她们通常会感觉很孤立。

　　剖宫产是在耻骨联合上方（低位比基尼线）处取横切口，切口长15～20cm，依次需要切开皮肤、皮下组织、腹部肌肉和筋膜。手术医生将覆盖在子宫前方的膀胱返折腹膜下推使膀胱远离子宫切口，在子宫下方水平切开10～12厘米的切口。子宫切口有三种类型：

　　（1）子宫下段横行或水平切口（最常使用的切口）：这样的切口愈合后瘢痕较小，二次妊娠破裂的机会最少。

　　（2）子宫前壁中央垂直切口（很少使用）：紧急情况下可以快速娩出胎儿。

　　（3）子宫下段小的垂直切口（很少使用）：术前不能确定是否需要延长切口至子宫上段时采用的切口。

　　手术医生向上提起胎儿，并将其从子宫娩出，同时取出胎盘。子宫切口用可吸收缝线缝合两层（有时一层），关闭腹白线（腹部肌肉附着的筋膜），腹膜通常不需要缝合。

腹膜缝合与否对远期粘连的发生、二次分娩的影响需要长期的对照研究来评估。皮肤缝合可以选择可吸收线、不可吸收线、皮钉钉皮，有时候需要临时放置引流管来引出积血。

本章要点

• 聘请助产士（和导乐）、使用经皮电刺激神经（TENS）、针灸和香薰疗法来帮助分娩。

• 分娩中有效的镇痛方法包括：变换分娩姿势，骨盆运动，按摩，水，昏暗的灯光，使人平静的音乐，分散注意力，呼吸和情感支持。

• 采用舒适的站立姿势有利于分娩时胎头的下降，而平卧位姿势分娩会增加干预措施使用的可能。

• 分娩前和伴侣约定好一些特殊的"接触暗示"，在分娩过程中产妇表现出焦虑时，伴侣可以通过这些"接触暗示"来安抚产妇，以便让产妇平静下来。

• 放松下颌，使用喉咙发声的呼吸方式，同时想象宫口开到了10厘米。

• 第一产程分娩活跃期，如果产程进展缓慢，可以摆动臀部或通过泡热水澡或是淋浴来减少药物帮助分娩的概率。

• 在胎儿进入盆底之前过早向下用力会增加阴道裂伤的概率。产妇可以尝试"头朝下-屁股朝上"，呼气同时从喉咙发出快速的"哈"音，以避免过早用力。

• 胎头着冠时用热毛巾加压敷在会阴上，当胎头娩出时可以更好地保护盆底，以避免阴道会阴撕裂。

• 当胎儿娩出后，让助产士立即将裹好小毛毯的婴儿放在产妇胸前进行母婴接触和哺乳，这有利于子宫收缩和促进激素分泌。

（田维杰，梁硕 译 朱兰 审）

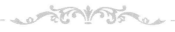

第六章
产褥早期

生育是人生的一大转折，既是新妈妈们成长和转变的时期，又带来了各种改变和挑战。新妈妈的身份让人兴奋，但同时也会剥夺产妇大量的睡眠时间；分娩过后是一段既快乐又疲惫的时期。人们往往容易忽视此时新妈妈需要恢复最佳的体力，恢复身体各项机能的稳定性，才能有足够的精力和体力，以及稳定的情绪去面对育儿。

产褥期是保护、修复和重塑盆底肌肉及腹部肌肉的重要时期，因为这些肌肉对于恢复腹部和躯干肌肉的长度及协同功能至关重要。

这一章针对常见的产褥期盆底问题给予一些建议，适用于任何分娩方式。后面章节会分别针对阴道分娩和剖宫产后的盆底问题进行详述。本章节为新妈妈们提供了一些恢复体力，避免进一步的盆底疾病和其他疾病的方法。本章节还包括了一个调查问卷，可以帮助产妇记录那些在产褥期容易被忽视的具体问题。把问卷结果给护理人员看，她们会给出合理的建议、治疗方法或转诊以进行早期治疗，这有利于降低产妇未来患盆底功能障碍的风险。

出院前（产后2～7天）完成自填式问卷表，在产后6周、6个月和12个月时再次回顾和填写此问卷表格。

在产后排尿和排便习惯发生改变、发生疼痛、出现脱垂迹象时，产妇应该积极寻求治疗，并在产后12个月内持续观察这些情况的变化。这个问卷表（表6-1）可以帮助产妇评估症状是否有改善，如果治疗效果不满意可以寻求不同的治疗方法。

表 6-1　新妈妈盆底功能调查问卷

	产后 1 周	产后 6 周	产后 6 个月	产后 12 个月
用力时漏尿				
急迫时漏尿				

续表

	产后 1 周	产后 6 周	产后 6 个月	产后 12 个月
不能很好地控制排气和排便或者大便急迫				
痔疮、便秘、排便时疼痛、肛裂				
后背、盆腔、腹股沟或者腹部疼痛				
瘢痕、缝线处感染				
阴道出现"有东西脱出来"的感觉				
同房时疼痛				
瘢痕疼痛				
腹直肌分离				

此问卷按 1～10 分打分，1 分表示疼痛微弱或只对生活有一点点困扰，10 分表示疼痛严重或对生活造成很大的困扰。

腹 直 肌 分 离

腹直肌分离（Diastasis Rectus Abdominis，DRA）非常普遍，因为妊娠期间腹壁被极度拉伸。如果产后穿戴腹壁肌肉支撑衣，避免向前弯曲躯干的运动，持续加强腹横肌（以及盆底肌）的力量，大部分女性的腹直肌分离情况会得到很大程度的改善。出现腹直肌分离的女性中，53％的女性产后立即出现了腹直肌分离，36％的女性在产后 5～7 周时腹直肌之间的距离仍然异常。

腹直肌分离的患者表现为：仰卧位，头部向前弯曲时，腹中线处呈穹顶样突起。有一些妇女在肚脐处会出现一个高尔夫球大小的"突起"，提示可能有脐疝。有研究显示，当腹直肌分离超过 2.7 厘米，时间超过 4 周，这种分离可能会同时伴有后背部、耻骨联合和骶髂关节持续疼痛及尿失禁。持续存在的间隙会导致活动时，腹壁不能产生足够的力量来维持骨盆和脊柱的稳定。

如何测量腹直肌分离的大小：

（1）仰卧位平躺，双膝弯曲；

（2）把一只手的手指放在肚脐上，手指并拢指向脚趾的方向下压；

（3）向上抬头，用手指的侧面来感知坚硬的腹直肌内侧缘。当感到肌肉聚拢的时候，记录肌肉间隙可容纳的手指数量。剖宫产的产妇要等到 6～8 周后才能进行这个检查。

下面介绍的一些动作可以促进已损伤的腹部结缔组织愈合：

• 产后立即穿上带有尼龙扣的十字交叉夹板（横跨腹直肌分离处）或者高腰的康复短裤。我曾经见到过有产妇两种方式一起用，恢复得不错。一周中全天候穿戴这些支撑衣，可以在腹壁下方结缔组织损伤愈合的同时，保持腹壁肌肉更紧实地聚拢在一起。

• 单单只穿戴支撑衣是不够的。还应该避免向前弯曲躯干的动作或运动（如仰卧起坐），因为这些动作会使腹直肌分离。

• 联合应用夹板和康复短裤，并持续加强腹横肌的力量是使分离的腹直肌闭合最有效的方法。可以通过上提盆底肌来激活腹横肌。

• 开始进行第 12 章介绍的收紧小腹运动（Shrink the jellybelly）时，注意呼吸、姿势的控制，除了抱孩子之外不要提举重物，通过盆底肌训练加强腹横肌的力量。腹横肌的功能是拉平腹部。

• 刚开始以坐着的姿势进行"Hissy Lift（配合'嘘'声的盆底上提）"锻炼，持续 2～4 周，之后逐渐开始以站着的姿势进行锻炼（注意同时穿戴支撑衣）。

• 起床的时候要先侧身，避免以躯干直接向前弯曲的动作起身。

• 在使用小夹板和穿康复短裤之前，应通过手部的支持来保护腹部：双臂在腹部交叉，一只手放在分离的肌肉的一侧。当咳嗽和身体向前屈曲的时候用手促使肌肉向肚脐的方向聚拢。

• 直到腹直肌分离愈合才能用位置较低的婴儿背带或者背托。抱孩子时，应该将其托高一些并贴近自己的胸前。

• 避免托举和扭转的动作，比如：把学步期的宝宝放入汽车安全座椅里。可以移动脚步，保持臀部和肩部朝同一个方向。可阅读第 22 页了解需要避免的具体动作。

腹直肌分离的间隙越大，腹壁恢复需要的时间就越长。如果产后 12 个月腹直肌（以及下面的结缔组织）还没有充分闭合，可以通过整形修复手术来帮助功能恢复。在决定手术修复前，需要通过超声检查来评估结缔组织的损伤程度。

成功修复的前提是手术前对腹横肌进行再训练以确保腹部肌肉能协调工作。

而且手术之后，功能良好的腹横肌可以防止缝线被扯开和降低腹直肌再次分离的风险。

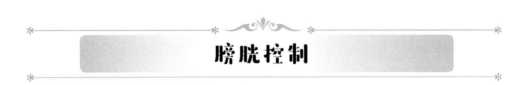

膀 胱 控 制

阴道分娩或剖宫产后暂时失去对膀胱的有效控制很常见，进行盆底肌锻炼可有效改善膀胱控制能力。产后尿失禁最常见的类型是打喷嚏、提重物或锻炼用力时，腹压增加产生的漏尿。研究证实，女性初次生产后发生压力性尿失禁是其12年后发生压力性尿失禁的危险因素。

急迫性尿失禁发生在膀胱肌肉痉挛的时候。当感觉急迫性漏尿要发生的时候，可以通过收紧耻尾肌（PC肌），向下弯曲脚趾，放松呼吸直到急迫症状消失。理想的状况是白天排尿5～6次，夜间排尿1次（取决于液体摄入量）。因此应该坚持膀胱训练来延迟排尿，直到膀胱容量达到250～300毫升才进行排尿。产后数月或数年后出现急迫性尿失禁可能与未处理的伤口粘连和肌肉存在触发点（trigger point）有关。

如果产后正常的尿意消失或者无法排尿，应该马上通知护理人员，使用临时的导尿管来排空尿液以防膀胱过度膨胀。因为产后头几天要排出妊娠期间蓄积的液体，所以尿量会增加。

坐在马桶上，同时放松盆底肌，会激发逼尿肌的收缩（膀胱的肌肉不是自主地控制）。排尿时腹壁紧张会阻止盆底肌肉的放松，造成用力排尿的习惯，这是造成尿急的原因之一。应该养成一个可终身受益的良好的排尿习惯：**坐马桶时，保持后背挺直，腹部放松。**

产后规律的盆底肌训练可以有效加强膀胱控制能力。阴道分娩（未发生器械助产、撕裂等复杂情形的顺利分娩）后24～48小时后便可以开始进行缓和的盆底肌训练。可参照第12章介绍的"收紧小腹运动"（Shrink the jellybelly）。如果产妇插着导尿管，应在导尿管拔出后方可进行盆底肌训练。

即使产后膀胱控制能力良好，也应在日常保健中加入盆底肌训练，来确保盆底肌肉能应对各种身体活动和抱起不断长大的宝宝的需要，以及在绝经期激素改变使膀胱控制能力减弱的时候防止尿失禁和脱垂发生。经常进行盆底肌肉训练的女性，在年老的时候这组肌肉群的力量依然会很强健。

尽管一直在进行着盆底肌训练，产妇生完孩子出院回到家后，膀胱（直肠）功能依然很弱，最好还是填一下第 132 页的表格（附录 1），并把这个表格给医护人员看，因为失禁很少能自行消失。保持健康的饮食计划和有规律的盆底肌肉锻炼，对预防产后和未来的失禁都很有帮助。**有研究者指出，女性产后 6 个月内如能减掉妊娠期堆积的脂肪，尿失禁发生的概率更小。**

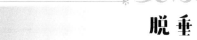

脱　垂

当盆底支持结构被过度拉伸或盆底肌肉不能有效地闭合和上提，盆腔器官会疝入或者脱出阴道。50％的产妇会发生盆底器官脱垂，症状不明显时不容易被发现。有些人直到阴道口出现膨出物时才察觉问题。脱垂可影响一个或多个盆底器官，具体的脱垂类型及其症状列举如下。

（一）阴道前壁膨出

膀胱或尿道下移至阴道前壁（图 6-1）。一般症状包括：

- 咳嗽或活动时漏尿；
- 咳嗽时阴道口有膨出的阴道前壁；
- 夹不住卫生棉条，卫生棉条容易脱落；
- 膀胱排空困难；

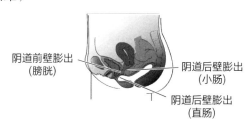

阴道前壁膨出
（膀胱）

阴道后壁膨出
（小肠）

阴道后壁膨出
（直肠）

图 6-1　阴道前后壁膨出

- 膀胱排尿不净，反复感染；
- 同房时不适或疼痛。

（二）阴道后壁膨出

当直肠下移至阴道后壁（图 6-1），症状如下：
- 肠道排空困难和/或者不能完全排空，需要用手辅助；
- 排便费力；
- 咳嗽时阴道口有膨出的阴道后壁；
- 夹不住卫生棉条；
- 同房时不适或疼痛。

当小肠下降至阴道后壁的上部，落在子宫和直肠之间（图 6-1），症状如下：
- 便秘和肠道排空困难；
- 直肠压迫感；
- 长时间站立时腰背部疼痛更严重；
- 阴道有过多分泌物或出血；
- 同房时不适或疼痛。

（三）子宫脱垂

宫颈（和子宫）脱入/出阴道（图 6-2）。子宫后倾的妇女（20％的女性子宫顶部会向后朝向脊柱）更容易发展为重度脱垂，更可能需要手术干预。

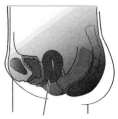

子宫-阴道脱垂

图 6-2　子宫-阴道脱垂

子宫脱垂症状如下：
- 尿失禁；
- 便秘；

- 腰背部疼痛；
- 阴道和盆腔坠胀感；
- 出现如月经时的腹痛感；
- 同房时疼痛。

（四）阴道穹隆脱垂

以往有过子宫切除的妇女会可能发生阴道穹隆脱垂。阴道顶端穹隆下降脱至阴道，症状如下：

- 阴道坠胀；
- 同房时疼痛；
- 后背痛；
- 尿失禁。

（五）脱肛

脱肛是直肠下降脱出肛门，发生的原因包括：长期排便用力导致的神经损伤、腹泻、多发性硬化，多发生在年龄较大的人群。另一种形式的直肠脱垂叫做肠套叠，上部的肠管滑入下部肠管里，就像一根管子里面套着一根管子。

脱垂的风险因素

白种人和拉丁裔女性发生脱垂的风险最高，其次是亚洲和非洲裔的美国人。如果母亲患有脱垂，那么女儿患脱垂的风险是别人的三倍。女性若曾多次分娩和腰围宽大，其在绝经时遭遇脱垂的风险会增加。大的子宫肌瘤、盆腔肿瘤、多余的腹部脂肪堆积会增加腹内压，那么盆底肌需要更大的力量来对抗加大的腹压。慢性便秘、肺部疾病导致的长期咳嗽、提重物、经常参与具有挑战性的运动会增加脱垂发生的概率。女性分娩时在出现无法控制的便意之前就开始用力、第二产程延长、产钳或胎吸助产、母亲生第一胎的年龄超过 35 岁等，这些因素会导致脱垂的风险增加。

脱垂不会自愈，当然也并不是所有的脱垂都需要手术治疗。妇科内诊检查可以明确脱垂的类型，有些时候需要做超声检查和核磁共振来做评估脱垂程度（了解更多信息，可查阅第 9 章的脱垂自检章节）。

轻度到中度的脱垂患者可以通过调整生活方式和进行盆底肌训练来减轻症状。脱垂的妇女可以使用子宫托来支持盆底器官，使盆底肌上提和增强的训练更容易。

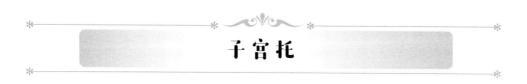

子宫托

子宫托是一个环状的装置（形状各异），置入阴道的上部以减轻脱垂的症状和阻止脱垂的进一步加重。子宫托有多种不同的型号，医护人员会根据脱垂的类型为患者选择最适合的一种。选择子宫托需要反复试戴，佩戴子宫托数天或者数月后而需要换其他型号或尺码，这不足为奇。如果佩戴的子宫托容易掉出阴道，有可能是因为托太小或太大，阴裂太宽或者阴道太短。

有时，在患者等待手术的时期或患者存在内科疾病暂不适宜手术时，手术医生会给她佩戴子宫托以减轻症状。佩戴子宫托的患者需每 3 个月返回诊所检查并摘取子宫托一次，进行子宫托的清洗，检查阴道壁，如果没有问题的话再次置入子宫托。有些妇女选择每天摘戴子宫托，晚上将子宫托取出，第二日早晨置入。年轻的女性使用子宫托来减轻尿失禁的症状，妊娠期用于帮助支撑机能不全的宫颈，减少产后脱垂的发生。绝经期的妇女应用子宫托的时候可以使用雌激素软膏来改善阴道组织的内环境。

事实上，一线的防治盆底器官脱垂的策略包括：避免诱因、改善姿势、改变不良的习惯、把盆底肌训练作为日常生活保健的一部分。

对盆腔器官脱垂女性的一些建议：

• 咨询自己的医生或者妇科诊所，使用子宫托来支撑盆腔器官，坚持进行盆底肌训练。

- 坐着、站立和行走的时候伸直脖子，挺直腰杆，来激活盆底肌肉和腹部肌肉。

- 在抱起孩子、提起放有婴儿的提篮、咳嗽和打喷嚏前，练习"Knack"技巧来上提盆底肌（可查看第 14 页回顾相关内容）。

- 在盆底和腹部肌肉没有恢复到很强健的时候不要长时间抱宝宝。

- **便秘会导致妇女产褥期脱垂。因此可以在大便的时候用一块衬垫来支撑会阴的肌肉。吃富含纤维的食物，多喝水来保持大便的柔软。进食富含纤维的乳剂，如纤维胶或者纤维粉来软化大便。**

- 尽早治疗肺部感染或者过敏性鼻炎。

- 健身课上避免运动过度，因为高强度或长时间的锻炼，会使盆底肌负荷过重。

- 在产后 4～6 个月的时候开始一些简单的锻炼来加强腹壁和躯干的力量，如散步和游泳。

- 考虑学习节奏慢的肚皮舞（或者拉丁舞）来加强盆底和腹壁的肌肉。

骨盆带疼痛

大部分女性的骨盆带疼痛（PGP）可在产后 12 周内消失，然而有 10％的女性其疼痛可能持续 1～2 年的时间。耻骨联合、骶髂关节、髋关节疼痛的妇女其恢复要比没有这些部位疼痛的妇女慢。若骨盆带疼痛持续存在，日后有发展成慢性腰骶-盆腔痛的风险，所以说发现这种情况时要尽早治疗。

产后立即穿戴支撑衣，就像给肌肉增加了一层保护，它可以保护关节、支撑肌肉、促进器官恢复到原来的位置、减少水肿的发生、帮助产妇保持正确的姿势。骨盆带疼痛的患者进行盆底肌和核心肌的稳定性训练是产褥期锻炼的重点（可查阅第 117 页的相关训练方法介绍）。产妇如有任何持续性疼痛都应向专业人士咨询，以获得准确的诊断和治疗。

甲状腺功能减退或风湿性关节炎发作（此病妊娠期会好转）会加重关节肿痛。想了解更多骨盆带疼痛的相关知识，可参考 pelvicpartnership.org.uk。

背部疼痛

妊娠期女性躯干和盆底肌肉使用的方式发生了改变，因此，需要矫正姿势和改变运动方式以阻止功能失调的进一步发展。产褥期是学习身姿动态平衡的关键时期，使所有的盆底和躯干肌肉可以在协调或平衡的状态下发挥作用。产后如果不能恢复身体的稳定性，错误的运动方式会导致盆底机能衰退持续发展，进而造成长时间的后背和骨盆带疼痛、腹直肌分离、盆腔器官脱垂和尿失禁。

部分背部疼痛的女性是因为分娩时用力造成，或者是因身体重心和体型的急剧变化造成，关节、韧带和肌肉突然在不正确的姿势下工作。同样地，产褥早期的背部疼痛也与不良的姿势、长时间弯曲躯干来哺乳、盆腔器官脱垂、怀抱比较大的宝宝以及盆底、腹壁和躯干的肌肉功能不良有关。

试试这个快速测试，了解盆底肌肉和核心肌肉的协调性：

平躺在地上，双腿伸直，一条腿抬离地面几英寸（1 英寸＝2.54 厘米）。如果腹壁凸起，盆底下降，则说明核心肌肉没有收紧，未能稳定盆底。在做这个测试的时候，后背的曲线不应该变直。通常情况下，抬腿时，伴随腹肌收紧、腹壁变平，盆底上提。如果有任何一条腿抬起困难（相对于另外一条腿的抬起），说明盆底肌肉或者骶髂关节有问题。

产后妇女应该通过保持身体挺直的姿势来恢复对肌肉的动态控制，并制定一个盆底肌肉和核心肌肉康复的计划。

可以参考以下方法来缓解脊柱的疼痛：

• 坐着、站立、行走的时候保持身姿挺拔，以保证持续激活盆底肌肉和腹部肌肉。

• 产后尽早开始盆底肌和核心肌的锻炼，越早开始越好。

• 参照第 15 页的咳嗽测验，确保咳嗽时盆底肌上提，并与其他腹部肌肉协同发挥作用。

• 穿戴有弹性的腰部支撑衣或者专门的孕妇短裤。

- 热敷包可以缓解肌肉的紧张和疼痛。热敷后开始轻缓地伸展脊柱（患者应该能感觉到肌肉的紧张，但是要避免在产后 12～16 周内进行深度的伸展）。

- 按摩脊柱和臀部的肌肉来缓解肌肉的紧张和痉挛。

- 确保婴儿尿布台高度合适，不用弯腰。

- 把婴儿洗澡的澡盆放在稍高一点的台子上，以避免弯腰，否则会加大脊柱和肌肉韧带的负荷。婴儿洗澡后，应先放空澡盆里的水，再端起洗澡盆。

- 在提举重物和进行其它负重操作的时候要屈膝屈髋，同时保持腰部挺直，臀部向后（不要向下）。

- 坐着喂奶的时候，可以一只脚踩在矮凳子上，贴身抱紧宝宝，避免弯腰。

- 哺乳或开车的时候，在椅子上放置一个靠垫。

- **避免仰卧起坐运动和剧烈的活动，坚持"从内向外增强腹肌"的运动。坚持盆底肌和核心肌训练，避免会导致腹肌分离及上腹部大力绷紧的运动。**

- 在产后出血停止后，坚持有规律的散步和游泳来加强脊柱和腹部肌肉的力量。从收紧小腹（第 111 页）的锻炼开始，来恢复身姿，增强盆底肌肉和腹壁肌肉的力量。

哺乳的姿势

哺乳时，把宝宝紧贴胸壁而不是弯腰喂食，这可以预防产妇颈部、肩部、上背部的疼痛。选择一个有靠背的椅子，不要躺在使脊柱弯成"C"形的躺椅上。坐在床上长时间哺乳会造成尾骨和骶骨的塌陷，导致脊柱下部和骶髂关节的紧张和不适。

- 无论阴道分娩还是剖宫产后，侧躺都是最理想的哺乳姿势。

- 坐直，身体不要向后倾斜或者向前弯曲。可在身后放一个靠垫支撑腰部。

- 坐着哺乳时，身体挺直，此时是做几组盆底肌练习的理想时机。之后，在站立时重复盆底肌训练。

- 控制母乳分泌的激素会刺激食欲。摄入含糖量低的食物，有助于减缓能量的释放，降低胰岛素水平，从而控制饥饿感。想要了解更多关于血糖指数的信息，可详见本书文后列出的参考资料。

• 咨询助产士或者哺乳期顾问来帮助产妇练习不同的哺乳姿势，并且学习婴儿正确的衔乳姿势，使哺乳更加轻松。

Sharon Trotter是英国首屈一指的助产士及母婴顾问，她就哺乳姿势给出了如下的建议：

"哺乳的姿势要因人而异，妈妈们要通过尝试来找到适合她和宝宝的姿势。保持婴儿的身体靠近母亲的身体来增加肌肤接触，这样会刺激母亲产生更多的缩宫素，进而使乳头挺起，使婴儿更容易衔住乳头吃到乳汁。

采用恰当的哺乳姿势更容易成功哺乳，乳头疼痛的机会也会减少。有许多标准姿势比如让婴儿躺在肚子上，或者产妇和婴儿并排躺在床上（如果产后早期会阴部疼痛或者刚刚进行完剖宫产，这种方式最为理想），或者采用橄榄球式（把婴儿夹在胳膊底下，这种姿势对早产儿有好处，还可以减轻乳头疼痛），但是记住宝宝正确的衔乳是360度包裹乳晕部分。因此要找到宝宝喜欢，同时妈妈感到舒适的哺乳方式。半卧位是非常合适的哺乳姿势，同时让宝宝躺在妈妈的胸前，如此，他就能凭借本能去含接乳头。"

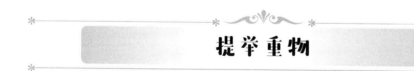

提举重物

新妈妈要避免重体力的活动或者托举比较大的宝宝，因为这个重量往往超过了盆底肌的负荷。产后初期，盆底肌肉因水肿、缝合伤或者挫伤无法上提，也无法为盆腔器官提供支撑力。如果活动时，深部的腹部核心肌肉与脊柱肌肉没有与盆底肌肉同时激活，那么腰部和骶髂关节就会有损伤的风险。

为避免损伤，可采取下面的一些建议：

• 在产褥早期应养成良好的姿势习惯，保持身姿挺拔，腰部呈微小的曲线，这样的姿势有助于保持盆底肌和核心肌自动激活。

• 在提举重物前，使用"Knack"技巧上提盆底肌（详见第14页）。

• 当怀抱宝宝站立的时候，不要含胸，不要骨盆前突。

• 在家中干重活（抱学步的宝宝、洗大量的衣物、提许多购物袋、使用吸尘器等）的时候要寻求帮助。

• 提举重物的时候要注意屈膝屈髋，保持腰部平直，臀部向后伸，以激活脊柱肌肉的力量。

• 避免弯腰在低矮的操作台操作，因为这个姿势下，核心肌肉和躯干肌肉不能发挥支持作用。

• 停止任何会引起盆底下降的活动。

收平腹部试验

收平腹部试验（stomach flattening test）：为了让腹部变平，应该挺直站立；上提盆底肌，同时激活腹横肌，这个动作就好像为腹部穿上了一件紧身衣。动作过程中应避免腹部屏气或者收紧臀部。

尝试下面简单的测试，来检验动作是否是由盆底肌主导的：

在浴室的长镜子面前站好，上提盆底肌肉。在盆底肌肉提升的时候，正常的腹部反应是下腹部缓慢地向后收紧（腹横肌）并且腹部稍微变平。若此时腰部收紧变窄，或臀部紧绷，则说明该动作是上腹部和臀部的肌肉主导的。也可以在上提盆底肌肉之前尝试呼气同时发出长长的"嘶嘶"声，来观察腹部变平的正确动作。

没有尿失禁的女性在活动时会自动上提盆底肌。一项研究表明，压力性尿失禁的患者在上提盆底肌前会先激活上腹部的肌肉（腹外斜肌）（图 6-3）。即使她

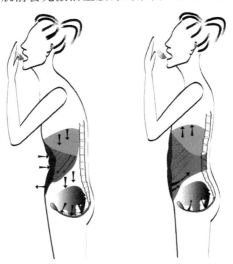

图 6-3　正常女性（右）和尿失禁女性（左）的肌肉活动

们的盆底肌在努力发力，但因为上腹部肌肉的过早参与导致腹内压增加，因而无法阻止漏尿的发生。

疲惫

产后疲惫在阴道分娩和剖宫产手术后很常见。宝宝的到来会给生活带来前所未有的巨大改变，产妇最初可能很难适应日复一日照顾宝宝的压力。为了有足够的体力应对育儿，产妇应抓住任何一个机会多睡一会儿。

产妇应该尽量接受其他人的帮助，如做饭和收拾屋子，以便腾出宝贵的时间来休息，陪伴宝贝和伴侣。另外，产妇应减少自我施加的压力，理性看待和体谅自己，比如再也穿不进去心爱的牛仔裤、无法保持室内一尘不染、不能满足其他人的期望等。吃点新鲜、有营养的食物，泡澡，按摩，听喜欢的音乐，尽可能多地拥抱。

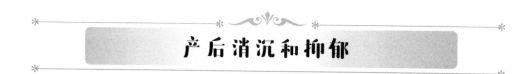

产后消沉和抑郁

80%的新妈妈在产后第一周可能会出现产后情绪低落，一般在1～2周后会消失。保证充分的睡眠，寻求家人和朋友的帮助是清除产后情绪低落的有效方法。

产后抑郁在产后第一年出现，症状包括焦虑，以及对食物、性生活等很多令人开心的事情失去兴趣，一般持续超过2周的时间。典型的感觉还包括乏力、容易哭泣、失去自信、无助感、记忆力减退、睡眠和食欲改变。这些感觉与体内激素不平衡、缺乏睡眠、疲惫、身体改变、产后疼痛、盆底功能障碍有关。

产妇应该尽早向医疗保健提供者寻求帮助，因为有许多方法可以帮助克服产后抑郁。被证实有效的产后抑郁治疗方法有：补充睡眠、锻炼、心理咨询、问题解决疗法、人际心理治疗、认知行为治疗、按摩、冥想、饮食调整、鱼油和一些营养强化剂的补充。有中度到重度经前期综合征、抑郁症病史、以前有过产后抑郁的妇女患产后抑郁症的风险尤其高，可能需要进行专业的干预。

当阴道分娩时遭遇难产或者进行了非预期的剖宫产，产妇可能会出现"创伤后应激"反应。女性经历了非预期的剖宫产后，会因为未能阴道分娩而感到悲伤、焦虑，有受到侵犯或被背叛的感觉。与分娩产伤有关的症状可能发生在产后数周、数月乃至数年以后。在分娩后回家前，产妇可向助产士倾诉自己的感觉。一项由澳大利亚心理学家主导的临床试验显示，在所有干预组中，产后早期由物理治疗师指导新妈妈进行团体锻炼并参与宣教项目，可显著降低产后抑郁的发生率。

如果产妇或其伴侣意识到产妇的一些情绪与产后抑郁相关，要及早告知护理人员，确保产妇能接受指导，必要时需寻求专业的帮助，帮助产妇缓解沮丧、生气、悲伤或怨恨的情绪。发生产后抑郁时，产妇应该和伴侣进行沟通，以便其提供体力和情感上的支持，同时更能了解产妇所经历的状况。新妈妈患产后抑郁的话，她们的伴侣出现抑郁症状的风险也更高。

想要了解更多产后抑郁的知识，可浏览以下网站：

panda. org. au

beyondblue. org. au

blackdoginstitute. org. au

本 章 要 点

· 填写新妈妈盆底功能调查问卷，记录下容易被忽视的一些具体的产后问题。

· 应用腹直肌分离的测量方法，来检查腹壁肌肉分离的程度。

· 阴道分娩或剖宫产后暂时失去对膀胱的有效控制是常见的，进行盆底肌训练可有效改善膀胱控制能力。

- 分娩过程中在出现无法控制的便意之前就向下用力、第二产程延长、产钳或胎吸器械助产、头胎时母亲的年龄大于 35 岁都会增加盆腔器官脱垂的风险。

- 咳嗽或者提重物前要使用"Knack"技巧，上提盆底肌。

- 提举重物的时候要屈膝屈髋，保持腰部平直，臀部向后伸，以激活脊柱肌肉的力量。

- 减少自我施加的压力，要面对现实并体谅自己，不要总想着穿不进心爱的牛仔裤、无法使房间保持一尘不染、不能满足其他人的期望等。

- 接受其他人的帮助，如做饭和收拾房间，利用宝贵的时间休息，和宝宝以及伴侣在一起。

- 80％的新妈妈在产后第一周可能会出现产后抑郁，一般会在 1～2 周后消失。

- 被证实为有效的产后抑郁治疗方法有：补充睡眠、锻炼、心理咨询、问题解决疗法、人际心理治疗、认知行为治疗、按摩、冥想、饮食调整、鱼油和一些营养强化剂的补充。

（王媛，梁硕　译　朱兰　审）

第七章
阴道分娩后康复

对于大多数产妇来说，阴道分娩是将孩子带到这个世界最佳、最安全的方式。如果这一过程中的教育、鼓励及指导得当的话，这将是把母亲、孩子及伴侣紧密联系在一起的宝贵经历。伴侣积极的鼓励、值得信赖的医护人员以及一个舒适、安全、安静的分娩环境将在很大程度上影响产妇对阴道分娩的感受。本章节将提供一些促进阴道分娩后盆底组织恢复或骨盆损伤恢复的实用建议。

皮肤、会阴肌肉撕裂伤及会阴切开

初产妇常见会阴部轻微的或Ⅰ度撕裂伤，但会阴部有较为丰富的血供，愈合迅速。Ⅲ度和Ⅳ度撕裂伤不常见，多为（并不全是）会阴侧切口延裂所致。生殖道前部的擦伤或撕裂伤主要累及大阴唇、阴道前壁、尿道及阴蒂。后部损伤多累及阴道后壁、会阴部肌肉、肛门括约肌及肠壁。生殖道擦伤多见于应用产钳或胎吸助产的产妇。

不同程度的撕裂伤分度（图7-1）如下：

Ⅰ度：仅累及会阴部皮肤；

Ⅱ度：撕裂伤已达会阴体肌层；

Ⅲ度：撕裂扩展至部分或全部肛门括约肌，但直肠壁及黏膜完好；

Ⅳ度：肛门括约肌完全撕裂并累及直肠壁及黏膜。

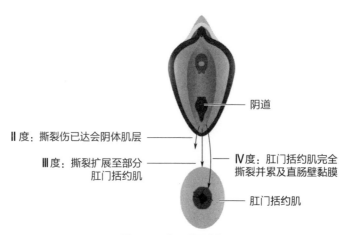

Ⅱ度：撕裂伤已达会阴体肌层

Ⅲ度：撕裂扩展至部分
肛门括约肌

阴道

Ⅳ度：肛门括约肌完全
撕裂并累及直肠壁黏膜

肛门括约肌

图 7-1　会阴撕裂伤

会阴部撕裂伤及缝合术后护理措施：

• 每次排尿后用装满温水的冲洗器（或冲洗瓶）冲洗外阴，清洗缝合处后轻轻拍拭擦干。

• 用冰袋冰敷缝合、肿胀及擦伤处 10～15 分钟，或者在分娩后立即以冰块冰敷按摩，每 2～3 小时一次，每次 5～10 分钟，在产后 48 小时内持续这样操作直至肿胀消除。**可尝试用冰衬垫冷敷以减轻会阴部肿胀。**

• 去除会阴部衬垫或卫生棉，仰卧位 15～30 分钟可促进愈合。如果可保证隐私性，推荐每日进行 10～15 分钟的日光浴促进恢复。

• 尿液碱化药物，如 Ural 可减少排尿时的刺激性，饮用蔓越莓汁可减少泌尿系感染概率。

• 排便时可用干净的卫生护垫或折叠卫生纸按住会阴部位，以保护会阴缝合处。

• 应用大便软化剂，多食高纤维的食物（尤其是富含可溶性膳食纤维的水果、豆类或蔬菜），每日饮用至少 6 杯水以保持大便软化。

• 一些止痛药物可引起便秘，为了避免费力排便造成进一步肌肉牵拉损伤，在服用止痛药物时向助产士要求同时服用软化大便的药物。

• 经常更换卫生巾，避免使用容易滋生细菌的卫生棉条。

• 可进行一些缓和的盆底肌肉训练（快速收紧/放松）促进盆腔血液循环，有助于减轻肿胀、加速愈合。每次重复 10 次，每日 5 次。散步活动可以促进全身血液循环。

• 注意观察会阴部缝合处或撕裂伤处是否有感染的现象。持续的疼痛、压痛、红肿、腹痛、排尿困难、分泌物黏稠有异味或发热，都是可能被感染的迹象，需要抗生素治疗。

对所有新妈妈来说，在排便时尤其要注意按压支撑住会阴部（产后 2～4 周内），以减少对近期已经被撕扯过的盆底肌肉的牵拉。

以下建议有助于盆底肌肉恢复：

- 穿较紧的弹力内裤，内裤裆部有较厚的衬垫可保持对会阴部的压力及支撑；
- 大便后，可用湿纸巾自前向后轻柔擦拭肛门；
- 避免提重物以减少盆底的负荷；
- 使用柔软的坐垫或枕头以保持舒适的坐姿；
- 物理治疗师可以用微波治疗来帮助产妇减少肿胀和不适（产后 24～36 小时）。

产后出血通常会在产后最初几天持续且量多，之后减少至正常月经血量。一开始血液为鲜红色，多持续 3～5 天，且出血量较正常月经多；在第 5～9 天时逐渐变为粉红色，之后变为黏稠的浅棕色。轻度的出血可持续更长时间，但这也因人而异（可能仅持续 2～3 周）。哺乳可刺激子宫收缩造成初期出血较多。如果有大血块自阴道排出或出血量较多，应向助产士咨询原因。

肛门括约肌损伤

如果出现肠道排气或排便控制能力差，排便急迫或者同房痛，则可能存在产后未发现的肛门括约肌损伤。约有 11％ 的妇女在阴道分娩或剖宫产 3～6 个月后出现大便失禁。

肛门内括约肌损伤时，会出现不受控制的粪便渗漏（被动大便失禁）；肛门外括约肌损伤可导致括约肌收缩夹闭困难，不能有效地防止大便漏出（压力性或急迫性失禁）。

如果产妇出现任何形式的排气或排便控制能力变差，排便急迫或慢性便秘，可进行直肠内超声检查（可检测肛门内外括约肌损伤），并至肛肠科就诊。

　　肛门括约肌损伤的治疗方法包括早期的损伤修补（需要在肛门括约肌修复方面经验丰富的医师）、抗生素应用、盆底肌肉训练、生物反馈治疗、使用大便软化剂或缓泻药来帮助排便。骶神经刺激对于大便失禁的治疗远期来看有效。此治疗是将一个较小的由蓄电池供能的装置埋置在骶骨上，对骶神经释放电脉冲来控制肛门区域。

　　肛门括约肌的非手术早期治疗方法：

　　• 用冰袋冰敷损伤或缝合处 10～15 分钟，或者以冰块冰敷按摩 5～10 分钟，每隔 2～3 小时操作一次，持续 2～3 天，有利于减轻肿胀。

　　• 服用医师开的止痛药物，尽量避免使用塞进肛门的止痛栓剂；

　　• 躺着喂奶，除了抱孩子，产后 4～6 周内不要提举重物；

　　• 通过摄入高纤维食物、口服大便软化剂及多饮水来缓解止痛药物可能造成的便秘；

　　• 如果容易便秘，应持续服用大便软化药物或膨胀剂，服用至少 6 周或者更长时间；

　　• 排便后手持淋浴喷头冲洗肛门周围；

　　• 避免坐在橡胶圈垫上，因为环形橡胶圈的压迫会减少缝合修补处的血供，延迟伤口愈合；

　　• 身体可耐受的前提下，进行盆底肌功能训练；

　　• 要求行损伤部位周围的超声检查；

　　• 在出院前助产士或理疗师会为产妇提供有利于手术恢复的膳食指导、肛门括约肌锻炼指导，以及生物反馈治疗指导。

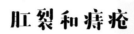

肛裂和痔疮

　　在产褥早期，产妇可能会出现肛裂或/和痔疮，这类情况多与以下因素相关：

　　• 巨大儿分娩；

　　• 产伤；

　　• 产钳助产；

- 慢性便秘或大便排空困难；
- 肛门周围组织撕裂。

针对以上情形的一些建议：

- 一天内可多次温水坐浴（缝合线拆除后）；在医院时，可在洗手间内放一些圆形浅盆用于简单的坐浴。温水坐浴可帮助肛门括约肌放松，促进血液循环，有利于愈合。
- 坚持每日进行盆底肌训练和经常散步活动；
- 尽量避免提重物和长时间咳嗽；
- 排便时避免过度牵拉和如厕时间过长（采用在第 24 页中介绍的排便姿势）；
- 排便后用湿纸巾或手持淋浴喷头清洁肛门区域，避免使用粗糙的厕纸；
- 应用大便软化剂治疗便秘，避免用力排便。如需哺乳或者服用一些特殊药物，可索要合适的非化学性的大便软化剂；
- 请医生开皮质类固醇软膏或栓剂缓解疼痛、炎症、肿胀及瘙痒症状；
- **上述建议结合药物的使用、良好的肛门清洁，可有助于缩小痔疮、促进肛裂愈合。**

尾骨损伤

有时候，分娩（仰卧位或坐位）可导致连接于骶骨的尾骨损伤。有些产妇可在分娩过程中便听见间歇性的声响，产后出现尾骨部位的疼痛。

这种情况下尾骨并非真正骨折；尾骨包含 2～3 个韧带相连的节段，分娩或以臀部着地的摔伤都可能会损伤这些连接部位。坐位可导致这些连接部位分离，导致疼痛。如果在盆底肌训练时尾骨部位疼痛加重，关节损伤持续不愈合和疼痛，应及时治疗。

尾骨损伤的疼痛或不适可持续 6～12 个月。有些患者经局部点状注射可缓解症状，有些则需要进行手术移除尾骨（有时候这并不能完全解决问题，而且常发生术后并发症）。

对于尾骨损伤处理的一些建议：

- 找专业治疗尾骨损伤的医师或妇科理疗师检查尾骨及骶骨对合情况。盆底肌肉或与骶骨相连的臀肌痉挛或触发点可加重尾骨疼痛，需要做筋膜松解、物理治疗、针灸疗法或注射止痛药物。

- 早期可行 X 线或 MRI 检查，检查前和影像医生特别说明想看尾骨情况，以便他在检查时注意检查相关部位。为确保尾骨的形态显示清楚，可进行蹲位/站位的 X 线检查以便明确尾骨是否在蹲位时有脱位。

- 早期冰敷可缓解肿胀，与抗炎或止痛药物联合应用可缓解急性疼痛。

- 坐在尾骨垫上缓解压力。

- 保持身体的重力主要作用在坐骨或前方的耻骨上。通常，坐位时身体稍微前倾会比较舒适。**坐位时总是把身体重量倾向臀部的一侧，会导致该侧关节承受所有的重力，加重滑囊炎。**

- 坐车时尽量坐在尾骨垫上，后腰部可抵在腰部支持垫上。

- 避免久坐，坐久了应经常起身站立或者活动。

- 保持大便湿软通畅，避免排便时用力牵拉。

- 产后控制膀胱的肌肉力量减弱或不能有效地工作，可能会延长疼痛时间。因此，在炎症消除后，学习收缩或提升耻尾肌可有助于缓解短期或长期疼痛。一开始锻炼时动作应轻柔，避免加重疼痛。

- 一些妇女通过骶尾关节内注射或神经节点阻滞可缓解疼痛，需要由在尾骨损伤处理方面有经验的医师进行治疗。

本 章 要 点

- 初产妇分娩时轻度或 I 度会阴撕裂较常见，但会阴部有丰富的血液供应，愈合较快。

- 可尝试使用冰垫冰敷减轻会阴部肿胀。

- III 度和 IV 度会阴撕裂损伤较为少见，多数为会阴侧切的延展裂伤。

- 注意观察会阴损伤或缝合处是否有感染的迹象，如果持续疼痛、分泌物黏稠有异味以及发热，均可能为感染的症状，需要抗生素治疗。

- 对所有新妈妈来说，排便时应注意支撑保护会阴，这非常重要。

- 产后的头 2 个月是最常发生肛裂或痔疮的时间段。

- 如果出现肠道排气或排便控制能力差，排便急迫或者同房痛，则可能存在产后未发现的肛门括约肌损伤。

- 结合药物的使用、良好的肛门清洁及本书给出的一些建议（第 81 页），可有助于缩小痔疮、促进肛裂愈合。

- 有时候，分娩（仰卧位或坐位）可导致脊柱尾端连接于骶骨的尾骨损伤，应找专业治疗尾骨损伤的医师或妇科理疗师检查尾骨及骶骨的对合情况。

- 一些妇女通过骶尾关节内注射或神经节点阻滞可缓解疼痛，需要由有尾骨损伤处理方面经验的医师进行治疗。

（田维杰，梁硕　译　朱兰　审）

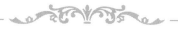

第八章
剖宫产后康复

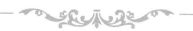

女性剖宫产术后恢复因人而异，子宫和腹部深层肌肉完全愈合需要 3～6 个月不等，因此应该留出足够的时间来恢复腹部力量和形体。当切口瘢痕的不适感逐渐消失后，可以开始利用常规的姿势进行矫正，包括慢步走、收紧小腹等，从内向外、缓慢而柔和地增强腹肌。

只要生命体征平稳，剖宫产术后可以立即进行康复。术后数小时内麻醉作用会逐渐消退，下肢重新恢复感觉。如果在恢复期出现寒战，可以要求加一个额外的热毯。有时在手术过程中空气进入腹腔，会造成肩胛骨下的刺痛感。术后初始几天常出现腹部胀痛。术后排气是好的迹象，表明肠道在恢复蠕动，开始将其内的气体排出。硬膜外麻醉后偶尔会出现头痛。

住院期间，术后可以穿弹力袜（TED 袜），有助于降低深静脉血栓的风险。躺在床上休息时，可以做简单的腿部运动以促进血液循环。这时进行呼吸练习是很重要的，可以增加氧气和二氧化碳的交换。

床上腿部练习（仰卧）方法：

• 像骑脚踏车那样上下运动两只脚，脚踝绕圈，持续 1～2 分钟。

• 呼气时，轻轻上提盆底肌，保持、然后放松，重复 5 次。

• 上提盆底肌，然后将一只脚的脚后跟贴近臀部，再放平脚跟，伸直腿，这样每条腿重复 5 次。做的时候一定要保持呼吸，不要屏气。

• 双脚放在床上，脚后跟贴近臀部。腰背部轻轻放平，然后缓缓地向上弓起。简单地重复 5～10 次这个动作。

起床动作：

• 侧身起床：将身体翻向一侧，将双脚放到床边，屈膝；

• 把床边的腿放低，同时用能使劲的手，支撑起身体，缓缓起身，所有动作一气呵成。

咳嗽时保护缝合线的方法：

- 两手交叠放在腹部伤口的正上方，弯曲手指盖在耻骨周围；
- 双肘夹紧身体两侧；
- 在咳嗽时记得收紧盆底肌。

术后 24 小时最难熬，因为留置导尿和静脉输液（比如输注止痛药和抗生素）会导致活动受限。通常术后第二天会拔除导尿管和留置针，活动也会稍微容易些。如发生膀胱损伤（少见）则需要留置导尿管 7～10 天，其泌尿系感染率更高。如果有疼痛或者排尿问题，要告知护士/护理员。

剖宫产后一些女性只反映轻微的疼痛，而另一些人则需要定期止痛，甚至更多的医疗支持。患者对疼痛、并发症、别人给予的支持以及自我情绪控制的态度，都会影响她对术后疼痛程度的评级。

手术过程中或术后止痛药的使用会影响膀胱（和肠道）的功能。一旦拔除导尿管，应在之后的 2 天内每间隔数小时排空一次膀胱，否则充盈的膀胱会导致剖宫产切口受压和疼痛。如果没有膀胱充盈感，要告知医护人员。

为了促进排尿，可以尝试热水冲洗会阴部，使盆底肌肉放松。产妇第一次排便时可能会因为担心增加腹部切口的压力而害怕排便。放松腹肌及肛门括约肌，同时将手掌放在腹部切口上，轻轻加压。如厕时紧张只会让肛门括约肌关闭。一些镇痛药物的使用会减缓肠道蠕动，这时可以多喝水，吃富含纤维的食物，必要时让医护开一些大便软化剂。

剖宫产术后的恶露和阴道分娩相似，也要观察出血量和颜色变化。哺乳时，婴儿的吸吮可刺激缩宫素分泌，引起子宫收缩，封闭胎盘剥离后的血窦。

恶露与分娩方式（胎盘自然剥离的出血少一些）、是否有产后大出血以及妈妈月子里的休息情况有关。排出少量血块是正常的，但记得排出血块时让护士检查一下。

剖宫产瘢痕的护理

剖宫产术后不要着急恢复到正常的生活，注意控制每天的负重量，最好充分休息 6 周以上，以确保伤口顺利愈合。剖宫产的切口用缝线层层缝合，同时胶原蛋白也在修复子宫和腹部切口。随着组织逐渐愈合，缝线之后会溶解（或被拆除）。

定期检查伤口，观察有无红肿、疼痛、异味或渗液等感染迹象。尽管手术过程中会常规使用抗生素，但仍然可能出现术后感染。

手术后的瘢痕最初是紫色，数月之间从紫色变为粉色、再到白色，一些产妇重新长出阴毛并覆盖瘢痕。轻柔地按摩和拉伸瘢痕可以促进瘢痕愈合，并有助于预防子宫与其他器官形成粘连，但应在瘢痕充分愈合后再开始按摩。如果按摩太过用力或开始太早，会引起切口出血和愈合延迟。

在医生允许前，不要按摩瘢痕。

查阅本书第 97 页的瘢痕松解的注意事项和技术。在会阴或腹部的瘢痕完全愈合且疼痛消失前，不要使用脱毛蜡。有些女性诉说瘢痕周围有麻麻的感觉或高度敏感，这可能需要 12～24 个月才能恢复到正常。第 96 页（表 10-1）列出了关于剖宫产常见的瘢痕问题和临床处理建议。

一些建议：

• 如果没有并发症，鼓励产妇术后 24 小时内在其他人的帮助下下地活动。通常医院常规给予产妇止痛药，但如果疼痛感强烈，产妇可以要求加量以耐受下地。热水淋浴（保护腹部切口的前提下）可以放松身体，让人神清气爽，下地直起腰行走能促进肠道排气，改善血液循环，降低深静脉血栓形成的风险。

• 起床和去厕所时用手掌捂住肚子上的伤口。起床时先向一侧翻身，再用另一只手臂撑起身体，侧身起床。咳嗽或打喷嚏时护住腹部。

• **不要直接咳嗽，采用"重复哈气"来排出胸腔分泌物，减少强烈的咳嗽对瘢痕的影响。这个过程有点像往镜子上哈气使镜面起雾。如果咽喉处有东西要排出来，重复哈气 3～4 次，之后再咳嗽（同时用手支撑腹部）。**

• 如果伤口覆盖了防水敷料，进行淋浴是安全的。待伤口愈合，敷料移除后，可将水轻轻地淋过伤口，但应避免使用肥皂。清洗后用干净的毛巾轻轻拍干。也可用硅胶带贴在伤口上，每天更换一次，持续 2～4 周，有利于减少瘢痕的形成。水胶体敷料（Duoderm，中文商品名"多爱肤"）也可用来促进瘢痕愈合。

• 穿高腰扎口短衬裤，可以避免一般裤腰上的松紧带摩擦或刺激缝合处。

• 在伤口上垫一个垫子（贴在短衬裤上）以防止伤口受到摩擦。

- 坐着、站立和行走时，注意保持腰背挺直。坐着或站立时，挺直腰背的同时要记得呼气。
- 开始进行缓和的盆底肌训练，并激活腹部深层肌肉；抱宝宝前先上提盆底肌。

剖宫产后阴道分娩

对于以往采用剖宫产分娩的孕妇而言，剖宫产后阴道分娩（Vaginal Birth After Caesarean Section，VBAC）是不错的选择。有良好的分娩团队支持，VBAC 的成功率可达 60%～80%。临床决定是否先行试产前，应分别评估 VBAC 和继续剖宫产的风险，对产妇进行个体化的讨论。

随着剖宫产次数的累积，会增加未来胎盘出现问题和子宫破裂的风险——低位的子宫切口导致子宫破裂的风险不到百分之一；纵向、高位的子宫切口导致子宫破裂的风险为 10% 左右。剖宫产后再次妊娠，无论是 VBAC 还是继续择期剖宫产，子宫破裂的风险均会稍高。

根据孕妇的既往产史和此次妊娠的特点可以判断 VBAC 的成功率。VBAC 的成功因素包括：既往阴道分娩、既往剖宫产后阴道分娩、是否自然临产、开始出现宫缩时的宫颈扩张的程度、妊娠间隔是否超过 18 个月、是否早产。

VBAC 的失败因素包括：孕妇肥胖、身材矮小、母亲的年龄超过 40 岁、胎龄超过 41 周、两次妊娠间期体重增加、孕前或孕期糖尿病和胎儿头盆不称。

降低 VBAC 过程中子宫破裂风险的因素有：自然临产、既往有阴道分娩史、早产和妊娠间隔超过 18 个月。反之，以下情况子宫破裂风险可能增加：前次剖宫产为子宫纵切口、有两次及以上剖宫产史、单层缝合子宫、引产、使用前列腺素引产、既往剖宫产伤口感染和两次妊娠时间间隔短。

剖宫产后的短期风险和麻醉相关并发症包括：血栓、肺栓塞和伤口感染。远期风险包括流产、胎盘低置（前置）或胎盘粘连和早产。既往剖宫产的次数直接影响并增加了前置胎盘和胎盘粘连的风险。有 10% 的女性因前次剖宫产术后的粘连导致生育能力下降。

无论前次剖宫产是否经过阴道试产，都不影响日后子宫的分娩能力，并且VBAC 的产程进展与常规分娩相同。产妇如果出现产程停滞或者缓慢，如无身体异常因素，其原因也可能是焦虑或恐惧。选择 VBAC 的孕妈妈在妊娠和分娩过程中，如能获得可信赖的人的帮助和指导，可顺利完成生育。

本章要点

- 只要生命体征平稳，剖宫产后可立即开始康复。术后数小时内麻醉会逐渐消退，下肢重新恢复感觉。
- 术后 24 小时最难熬，因为留置导尿和静脉输液（止痛药物和抗生素）会导致活动受限。
- 术后不要着急恢复到正常的活动中，注意控制每天的负重量，最好充分休息 6 周以上，以确保伤口顺利愈合。
- 在获得医生建议前，不要按摩瘢痕。
- 会阴或腹部的伤疤如未愈合，疼痛未消失，不要使用脱毛蜡。
- 起床和去厕所时用手掌捂住肚子上的伤口。起床时先向一侧翻身，再用另一只手臂撑起身体，侧身起床。
- 产妇既往有剖宫产史，再次生育应该考虑剖宫产后阴道分娩（VBAC）。
- 根据产妇的孕产史和此次妊娠特点来判断 VBAC 的可行性。
- 无论前次剖宫产是否经过阴道试产，都不影响日后子宫的分娩能力，并且 VBAC 的产程进展与常规分娩相同。
- 约 10％的女性因前次剖宫产术后的粘连导致生育能力下降。

（张雪，娄文佳 译 朱兰 审）

第九章
盆底的自我评估

在分娩后的 5～6 周，自己检查盆底的内外部，不仅可以发现脱垂，还能发现盆底的压痛点、紧绷以及高度敏感的部位。自己用手指探索阴道，也能缓解对重新开始性生活的担忧。

阴道是一个纤维肌性管道，前邻膀胱，后邻直肠，上端包绕宫颈，下端开口于外阴，连接着子宫与外生殖器。女性站立时，阴道垂直并偏向后方，前后壁正常情况下多贴。阴道内层为黏膜，黏膜外有内环、外纵两层平滑肌包绕。

阴道壁血供丰富，有利于肌层撕裂及损伤后修复。阴道下 1/3 段神经末梢丰富，比中上部（上 2/3 段）更敏感。如果不想自己检查，可以考虑咨询女性物理康复治疗师、妇产专科医生或全科医生进行检查。

盆底的自我评估包括以下四方面内容，本章将逐项详细讨论。

1. 外生殖器皮肤的变化或瘢痕

2. 阴道疼痛和瘢痕

3. 耻骨联合处盆底肌肉/肌腱的损伤

4. 盆腔器官脱垂

外生殖器皮肤的变化或瘢痕

首先在盆底下方放置一面镜子，洗净双手后触摸阴蒂、阴唇内外、阴道口的皮肤黏膜，并仔细寻找瘢痕、损伤及红肿部位。触摸会阴（位于肛门和阴道口之间的软组织），观察其能否左右、上下移动，两侧是否相同。如果发现任何肤色变化、敏感点，或存在损伤、皮肤移动受限等情况，请记录下来。

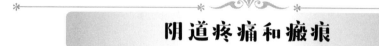

阴道疼痛和瘢痕

将1～2根手指放入阴道内一指节深处（图9-1），开始阴道内的探索，必要时可少量使用润滑剂。

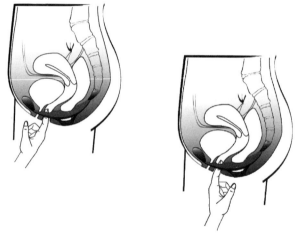

图 9-1　阴道下 1/3 的触诊（前后壁）

将盆底想象为一个钟面，阴蒂位于12点钟方向、阴道后壁位于6点钟方向。从耻骨处开始，沿着钟面以顺时针或逆时针方向缓慢用手指横扫半圈，然后回到原点，再完成另外半圈的检查。主要检查是否有压痛部位、僵硬的肌肉及带状瘢痕组织。阴道下 1/3 至阴道口主要由肛提肌及球海绵体肌等包绕。

阴道前壁触感"粗糙"，有微隆起的褶皱。阴道口以上 4～6 厘米处是略敏感区域：这是由尿道和阴道形成的阴道内性敏感带"G 点"所在处。当女性达性高潮时 G 点很容易被找到；相反，在没有性兴奋的情况下，刺激 G 点会引起不适。

进一步向深处移动手指（超过手指的第二指节），重复相同的环形横扫动作。阴道上段较宽，弹性好，没有阴道下段敏感。如果进一步深入移动手指，可以在阴道顶端触摸到质韧的宫颈。

完成阴道下段及上段的检查后，记录下疼痛、肌肉紧张或高敏感的部位和疼痛强度，例如：外部的检查——左侧 5 点钟方向的褶皱处压痛，疼痛评分 7/10；内部的检查——右侧 7 点钟方向压痛，疼痛评分 4/10。轻轻按压有压痛的部位，持续 30~60 秒，并判断一下痛感是否有减弱。

盆底肌肉/肌腱的损伤

可以采用磁共振成像（MRI）及经会阴超声的方法检查肛提肌是否与所附着的耻骨分离。研究证实：使用旋转产钳助产，尤其在年龄超过 35 岁的初产妇中，更容易造成盆底肌肉损伤。当肌腱（连接肌肉与骨的结缔组织）的一端或两端与耻骨分离后，肌肉的收缩力将减弱甚至消失。这种损伤往往伴随着阴道前壁的膨出，且在肛提肌腱附着处撕裂的妇女中手术修复后脱垂复发率高。当然，并非所有盆底肌肉肌腱分离的患者均会出现漏尿或有症状的脱垂。两种有效的自我检测肌腱与耻骨分离的方法如下：

- 使用镜子，观察当紧缩、上提肛门括约肌时会有什么表现，如果其偏向一边，可能意味着对侧肛提肌的肌腱与耻骨分离。
- 将双手的食指或中指放入阴道内，分别放在耻骨两边（11 点钟、1 点钟

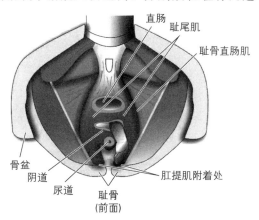

直肠
耻尾肌
耻骨直肠肌
骨盆
阴道
尿道
耻骨
（前面）
肛提肌附着处

图 9-2 肌腱耻骨分离的触诊要点

方向），上提盆底肌，感受肌腱的紧张度。如果一侧或双侧手指均无收紧的感觉，则应考虑肌腱与耻骨分离（图 9-2）。

在全身结构中，肌肉与骨骼通过肌腱相连。有时剧烈的外力会导致肌腱与骨骼分离，并/或引起肌肉-肌腱连接处损伤或肌腹损伤。通常情况下，这种损伤是局部的，可以通过锻炼修复。目前治疗盆底肌腱完全断裂的修补手术尚不具备长期修复效果，相关临床试验仍在进行中。发现异常情况，需咨询妇科专家或女性健康物理治疗师以进一步确诊；发生盆底肌肉/肌腱损伤的妇女可以通过改变生活习惯、养成保护盆底的习惯、加强盆底肌肉及核心肌肉训练来预防远期问题的发生，防患于未然。

识别盆腔器官脱垂

脱垂的自我检查最好以躺在床上、双手支撑或站立的姿势进行，也可以一只脚放在矮凳上，在重力的作用下更有利于评估。准备好便签和笔，记录下自己的观察发现。

- 首先排空膀胱，在检查的过程中充分放松盆底肌肉。
- 通过镜子观察用力咳嗽时阴道壁的下降情况：降至阴道口或膨出至阴道口外。如果阴道口的前方或后方出现光滑肉球状的膨出，或发现宫颈下降时，均应详细记录。
- 持续向下用力（同时保持盆底肌肉放松）6秒，观察是否有阴道壁下降或阴道壁组织膨出至阴道口外。
- 如果宫颈或阴道壁向阴道口外脱出如高尔夫球或网球大小的肿物，则为严重脱垂。当脱垂偏向一侧时，则应怀疑肛提肌肌腱损伤（耻骨肌腱分离）。如果阴道壁只是阴道内膨出（而非脱出阴道口外），手指需深入阴道内方能触到，则为内部脱垂。

（一）宫颈/子宫下降

将 1~2 根手指伸入阴道内，注意深入到手指的第几个关节才能碰触到阴道顶端的宫颈（宫颈的触感类似于有浅窝的下巴）。如果存在宫颈下降，则向上推，同时估算向上推了多高；记录咳嗽向下用力时、做向下排便的动作时宫颈的下降程度。

下一次自测时，先收紧和上提盆底肌，明确这个动作是使宫颈上升还是下降。如果宫颈下降，则说明你做的是向下排便的动作，而不是上提盆底肌的动作。如果在"收紧-上提"的动作过程中感觉到盆底肌肉强有力且收缩协调，则子宫脱垂的原因更多是与支持韧带和结缔组织的功能损伤有关，而不是盆底肌肉薄弱造成的。

（二）阴道前壁膨出

将1～2根手指插入阴道并置于阴道前壁（贴着膀胱），感受手指下是否存在隆起的膨出（图9-3）。首先用力咳嗽，然后做向下用力的动作。如果手指下感觉到阴道壁有明显的隆起表示存在阴道前壁膨出。

下一步，在咳嗽前收紧盆底肌肉，测试这个动作是否能有效控制阴道前壁膨出。

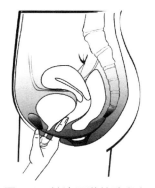

图9-3　触诊阴道前壁膨出

（三）阴道后壁膨出

将1～2根手指插入阴道并置于阴道后壁（贴着直肠），感受手指下是否存在隆起的膨出（图9-4）。首先用力咳嗽，然后做向下用力的动作。如果手指下感觉到阴道壁有明显的隆起则表示存在阴道后壁膨出。

下一步，在咳嗽前收紧盆底肌肉，测试这个动作是否能有效控制阴道后壁膨出。

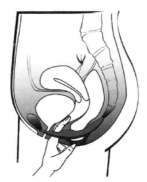

图9-4　触诊阴道后壁膨出

想要判断是否存在小肠疝，可用妇检压舌板（看起来像厚的雪糕棍）顶住阴道后壁，手指抬至阴道后壁顶端，重复咳嗽和做向下用力的动作。如有小肠疝，则会表现为阴道后壁上部（位于阴道后壁和宫颈间的区域）从压舌板的上方下降。

对于所发现的异常情况需请妇科专家或女性康复物理治疗师进一步确诊，以便选择恰当的治疗方式。

本 章 要 点

- 在重新开始性生活前，可自己用手指探索阴道，缓解对性生活的担忧。
- 于分娩后5～6周对盆底的外部及内部进行自我检查，不仅可以发现脱垂，也能发现盆底的压痛点、紧绷部位及高度敏感部位。
- 阴道壁血供丰富，有利于肌层撕裂损伤后的修复。
- 阴道下1/3段神经末梢丰富，较中上部（上2/3段）更敏感。
- 盆底自我评估主要包括四方面：外生殖器皮肤的变化，阴道疼痛和瘢痕，耻骨联合处盆底肌肉/肌腱的损伤，盆腔器官脱垂。
- 可以采用磁共振成像及经会阴超声的方法检查肛提肌是否与所附着的耻

骨分离。

- 如果宫颈或阴道壁向阴道口外脱出如高尔夫球或网球大小的肿物，则为严重脱垂。

- 当脱垂偏一侧时，需警惕肛提肌肌腱损伤（耻骨肌腱分离）。

- 如果阴道壁只被伸入阴道内的手指触到膨出（而不是脱出阴道口外），则为内部脱垂。

- 盆底自检发现的任何问题都是可以治疗的。记得要向专业人士寻求帮助。

（张雪，娄文佳　译　朱兰　审）

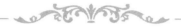

第十章
剖宫产瘢痕,会阴切开和会阴撕裂

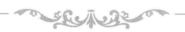

尽管很多女性在经历过会阴切开、阴道或会阴撕裂后，伤口最终恢复良好；但研究表明，大多数女性的盆底在经历手术/创伤后会发生粘连。粘连的本质是机体在手术、感染、炎症或外伤后，修复过程中产生的胶原蛋白纤维带。其在身体外部表现为瘢痕，而在身体内部的表现之一则是粘连。

当粘连引发盆腔内部原本不相连的组织间产生张力并限制其活动，就会产生并发症。术后粘连主要发生在盆、腹腔内的任何部位与其他结构之间（肌肉、器官、骨、神经、血管），并容易引发异常疼痛及功能障碍。

在之后的妊娠过程中，随着子宫增大，子宫与其他器官或腹壁间的粘连带被拉伸、断裂时就会有痛感。剖宫产次数的增加会使得再次妊娠时剖宫产瘢痕妊娠（胎盘附着于子宫瘢痕处）的风险增加，并使得手术难度增加，手术医生需要花费更长的时间将前次手术造成的粘连与瘢痕分离开。

子宫、卵巢、输卵管的粘连会引起盆腔、腰背部疼痛及性交痛，甚至会导致不孕（输卵管梗阻阻碍受精）。小肠周围的粘连会引起腹痛、腹泻、便秘或肠易激综合征，少数情况下会发生肠梗阻。

表 10-1 列举了异常剖宫产瘢痕的处理。多科协作可以有效治疗瘢痕问题，避免远期并发症的发生。

表 10-1　剖宫产瘢痕的常见问题及处理

瘢痕问题	症状	处理
疼痛,感染	红肿,渗出,异味,发热	立即就诊——使用抗生素
盆腔、腹壁或子宫的粘连	快速起身或活动时牵扯痛,站直困难,性交痛	瘢痕松解,腹腔镜分离粘连,超声波治疗,激光
疼痛,切口部位子宫内膜异位症	持续数月的疼痛,刺痛,强迫体位	止痛贴片,药物治疗或手术切除

续表

瘢痕问题	症状	处理
瘢痕过度敏感	瘢痕对温度或触摸过于敏感	按摩,注射药物,止痛贴片
瘢痕麻木	瘢痕周围皮肤麻木	瘢痕松解术,等待神经组织自我修复
增生性瘢痕疙瘩,瘢痕变色	变紫,组织凸起	使用医用硅胶贴8~12周,敷料贴
瘢痕触发点	深部组织压痛或牵涉痛	持续按压触发点,干针疗法,触发点注射,拉伸
瘢痕疝	瘢痕沿线出现隆起或突出	避免负重,穿弹力衣,手术治疗
瘢痕下垂	致密瘢痕伴腹部脂肪下垂	早期瘢痕松解,减肥,瘢痕修复,腹部除皱手术

各种软组织处理方法能够帮助松解瘢痕,预防与体内组织及盆腔器官间形成深部粘连带。常用的方法将在后面做详细的介绍。

在取得手术医师许可后,缓慢轻柔地松解瘢痕,可以避免瘢痕变硬、弹性变差,同时避免粘连、改善血液循环。

对于长期及复杂性瘢痕问题,建议请医护人员和擅长肌筋膜松解的康复理疗师评估并进一步处理。

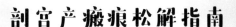

剖宫产瘢痕松解指南

与手术医师沟通

获得手术医师的允许和书面指导后再开始尝试瘢痕松解。

注意事项

如果瘢痕或撕裂处有液体渗出、出血、感染、近期疼痛程度加重,暂勿开始操作;如阴道仍有出血,不要进行会阴部瘢痕松解。

寻求治疗

若伤口出现渗液、感染,应立即寻求治疗。

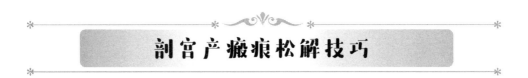

开始时动作要柔和，在后续 2～4 周内逐渐增加拉伸力度。

如何开始

平躺在床上，用头部和肩部支撑身体、膝关节弯曲。

触摸瘢痕

手指顺着瘢痕长轴及其上下方缓慢移动触摸，寻找疼痛、麻木或敏感的部位。在有压痛处轻轻按压 30～60 秒直至疼痛感减轻，这种局部疼痛会在重复按压时有所缓解。

剖宫产瘢痕松解技巧

（一）手指按抚法

首先，将食指置于瘢痕上部、中指置于瘢痕下部，顺着一个方向缓慢滑动手指，然后沿反方向滑动回到原处。重复 2～3 次（图 10-1）。

开始时用力轻柔，然后缓慢增加力度（勿用猛力），持续 60 秒。这个过程中注意保持腹部肌肉放松。

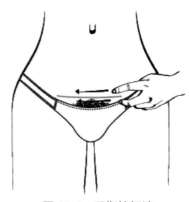

图 10-1　手指按抚法

（二）"8"字法

食指和中指并拢，从瘢痕的一端开始，沿其长轴画"8"字，然后沿反方向回到原处，持续 60 秒，重复 2～3 次（图 10-2）。

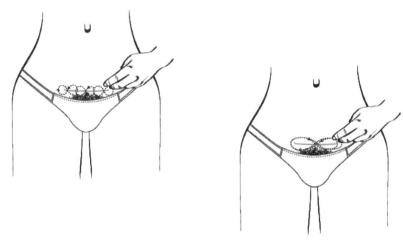

图 10-2 "8"字法

在尝试高级别的瘢痕松解方法前，先采用这两种方式持续按摩 **1～2 周**（手术医师允许后）。

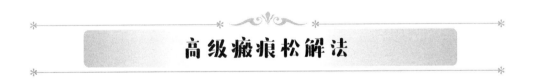

高级瘢痕松解法

（一）瘢痕揉捏法

展开双手，指尖置于瘢痕下方，朝脐部方向轻轻提拉；然后将两手拇指置于瘢痕上方，以揉捏动作缓慢向耻骨方向拉伸，每次操作 60 秒，重复 2～3 次（图 10-3）。

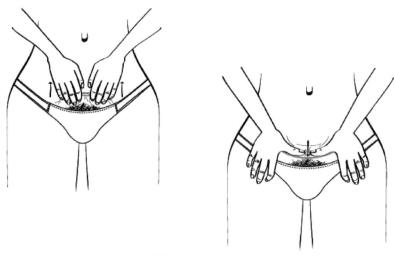

图 10-3　揉捏法

（二）瘢痕提拉法

食指与中指置于瘢痕下方、拇指置于瘢痕上方，轻捏瘢痕，缓慢上提直至有拉伸感，保持 20～30 秒。顺着瘢痕长轴的方向完成整个瘢痕的提拉，重复 2～3 次（图 10-4）。

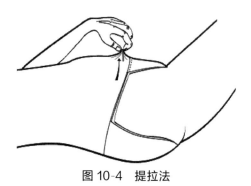

图 10-4　提拉法

（三）"S" 形拉伸法

从瘢痕的一端开始，一只手的拇指置于瘢痕上方，另一只手的食指及中指置于瘢痕下方。下方手指上提瘢痕，同时上方拇指向下推，使瘢痕形成"S"形。双向操作此动作 60 秒，重复 2～3 次（图 10-5）。

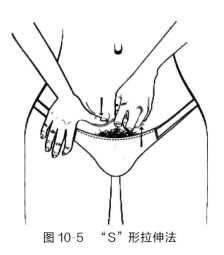

图 10-5 "S"形拉伸法

过度敏感的瘢痕

瘢痕过度敏感、伴烧灼感，这与术后新生的神经末梢有关，其对触觉和温度变化过于敏感，这种刺激在正常情况下是不会引起疼痛的。与其避免碰触瘢痕部位，不如通过适当增加刺激来使新生神经末梢"脱敏"。

超声波疗法、使用皮肤外用药物（如每天应用辣椒素软膏），或由医生开止痛贴片等都可帮助脱敏。使用局部麻醉药物、类固醇激素进行瘢痕部位脱敏注射都减轻症状。还有一些女性定期接受经皮神经电刺激（TENS），亦能使症状得到缓解。下面的方法有助于减轻瘢痕敏感。

（一）手指轻柔移动

将食指置于瘢痕一端的上部、中指置于瘢痕下部，边轻敲手指边沿着瘢痕缓慢移动，完成整条瘢痕的轻敲后从另一端重复此操作，每次操作 20～30 秒，重复 2～3 次。逐渐增加敲击力度以建立瘢痕对触摸的耐受性。

（二）手指打圈

将食指和中指放在瘢痕的一端，沿着瘢痕方向轻轻来回打圈，操作 20～30 秒，重复 2～3 次，过程中可缓慢增加手指力度。

（三）擦拭法

先使用软毛刷、再用小毛巾沿瘢痕方向轻擦，逐渐增加力度，分别持续 20、30、60 秒。随着瘢痕过度敏感的减轻，可以使用稍硬的毛刷进行此操作。

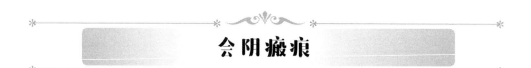

会 阴 瘢 痕

可以先用镜子确认会阴皮肤已经愈合，且不存在感染、渗液、红肿、出血等状况，再开始尝试会阴瘢痕松解。可使用维生素 E、玫瑰油或其他冷榨油进行外阴及会阴部位的按摩，注意不要使用有香味的肥皂、女性香水以及有香味或颜色的卫生纸。向上、下及两侧轻轻拉伸瘢痕。阴道不再出血后，才能开始进行瘢痕松解，手法与孕期会阴按摩法（参见第三章）操作相同。在开始"会阴瘢痕松解"前（通常在产后 8～10 周）需先征得医生的同意，并以轻柔的力度开始按摩。

如果在阴道检查中发现了某些部位存在触痛或硬结，可缓慢增加指尖的力度，持续按压 60 秒后再开始第二次的操作。缓慢拉伸对瘢痕挛缩带的效果不错，方法是：沿着挛缩带方向进行交叉按摩，每次间隔 20～30 秒，至挛缩带变软（类似于使用示指及中指缓慢弹奏）。如果阴道干涩，或部分区域对触碰过于敏感，可以请医生开具雌激素片或使用乳膏以减轻不适。

有时，神经/肌肉损伤以及缝合/会阴创伤的累加效应，外加情绪创伤和恐惧，会导致神经系统压力过大，从而诱发外阴疼痛综合征（外阴-阴道不同疼痛状态的统称）。如果出现类似情况，建议尽早治疗。

本章要点

- 很多女性在经历过会阴切开、阴道或会阴撕裂后，伤口最终恢复良好；但研究表明，大多数女性的盆底在经历手术/创伤后会发生粘连。

- 当粘连引发原本不相连的盆腔组织间产生张力并限制其活动，就会产生并发症。

- 多次剖宫产会使剖宫产瘢痕妊娠的风险增加，并使手术难度增加，手术医生需要花费更长的时间松解前次手术造成的粘连。

- 各种软组织处理的方法能够帮助松解瘢痕，预防盆腔组织和器官发生深部粘连。

- 手术医师同意并给出书面指导后才能开始松解瘢痕。

- 如果瘢痕或撕裂处有渗液、出血、感染或近期痛感增加，暂勿开始瘢痕松解。

- 阴道出血停止后才能进行会阴部瘢痕松解。

- 神经/肌肉损伤以及缝合/会阴创伤的累加效应，外加情绪创伤和恐惧，可导致神经系统压力过大，从而诱发外阴疼痛综合征（外阴-阴道不同疼痛状态的统称）。如果出现类似情况，建议尽早治疗。

（高倩倩　译　娄文佳，朱兰　审）

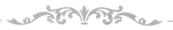

第十一章
产后性生活

部分妇女产后性欲较孕前更旺盛，但也有一些妇女却因为各种原因而对性生活感到焦虑、性趣减低。性欲受睡眠不足、疼痛、哺乳期性激素变化、情绪低落及身体变化的影响。哺乳会刺激泌乳素的产生（增加乳汁分泌），但会减少与阴道润滑以及性欲相关的雌激素和孕激素的分泌。

由于阴道和外阴血供丰富，分娩时外阴皮肤擦伤和盆底肌肉裂伤通常于阴道分娩后 6 周左右就能恢复。如果没有疼痛及不适的感觉，这时可以重新开始性生活。在开始性生活前需确认已无阴道出血，这说明胎盘附着面的子宫内膜已修复，因性生活导致的宫腔感染的可能性也降至最低。

剖宫产/阴道分娩后，开始性生活前，身体需要充分的时间来恢复。产后发生的性交痛与剖宫产手术、会阴侧切、会阴及肛门括约肌裂伤、尾骨损伤、第二产程延长引起盆腔神经牵拉有关。**伤口的任何疼痛或压迫感均会引发女性产后焦虑，因此需要与伴侣沟通，讨论自己的感受或担忧，让他做好准备，在你感到不适时可随时停下。**

研究表明，不论采用何种方式分娩，产后 6 个月内的女性出现性问题很常见。产后 6 个月时，1/5 的女性表示有性交痛，1/9 的女性还未开始性生活，而肛门括约肌裂伤的女性性生活更少。能诉说自己性生活疼痛情况的女性很少，因此寻求帮助和治疗的人更少。但分娩数月后仍有持续的性交痛是不正常的，疼痛会破坏性生活的愉悦感，并增加双方对性生活的忧虑恐惧。

在《性欲去哪儿了》（*Where Did My Libido Go*）这本书中，Rosie King 医生对于性欲低下/消失的妇女及其伴侣如何尽量增加性欲和性唤起提了一些建议，帮助她们的性生活重新回到正常。

与爱人重新开始性生活

　　分娩后（包括剖宫产和阴道分娩），由于手术、损伤、缝合、盆腔痛等因素，"性自信"的水平会急剧下降，部分妇女需要 6～12 个月的时间才能缓解，然后才有信心开始性生活。下面的建议对重新开始性生活会有帮助：

- 请爱人给你揉捏脚部及按摩背部，但不以性生活为目的。
- 点燃香氛蜡烛，享受沐浴时的放松。
- 买一套性感内衣，奖励产后的身体。
- 记得经常拥抱和亲吻爱人，就像拥抱婴儿那样自然。
- 在晚上与爱人约会。
- 使用维生素 E、玫瑰油或杏仁油轻柔按摩已愈合的瘢痕，重新认识自己的腹部与会阴。
- 按摩子宫的位置（位于耻骨及膀胱上方），传递为自己腹部和盆腔自豪的正能量及爱的信号。子宫通常在产后 6～8 周恢复到正常大小。
- 请按摩师或者爱人轻柔地按摩腹部以改善腹部肌肉的血液循环，腹部肌肉会随着锻炼而缩短、变强。
- 尝试非插入式性行为，给敏感组织更多的愈合时间。
- 当会阴、下腹部、阴道均无痛感时再开始性生活。在性生活开始前，请按照第 9 章描述的方法检查阴道，在恢复性生活之前了解自己阴道的敏感区域。
- 如果因为哺乳而使阴道分泌物减少，可以使用水基润滑剂或冷榨油来减少性生活中的不适，或使用不含防腐剂的非油基润滑剂。
- 尝试新的性爱姿势，避免剖宫产瘢痕处受压。如果因为下腹部的压痛及过度敏感而不希望被过多抚摸，应向伴侣讲明。
- 加强盆底肌肉训练，提高盆底肌力及性高潮感觉。性生活时出现漏尿或性高潮感觉减低则表明盆底肌肉不协调、肌力下降。
- 妊娠纹会随着时间的推移逐渐减轻、变细，淡化为白纹。如果产后 6 个月时妊娠纹仍然很明显，可以向整形外科医生求助，可以涂抹维生素 A 乳膏或用磨皮术。

· 如果想在肛门括约肌裂伤或修补后进行肛交，应向医生了解自己的裂伤恢复状况。肛交的危险是会破坏敏感的直肠黏膜，使痔疮破裂，引发直肠癌（与人乳头瘤病毒感染相关）。

如果存在性交痛、盆腔或盆底的疼痛，可咨询妇科专家或女性物理康复治疗师，从而获得专业的建议和必要的治疗。如果需要了解更多关于盆腔疼痛的信息，请访问：

www. pelvicpain. org

www. vaginismus. com

阴道锻炼辅助器材

经常有人询问如何运用盆底锻炼辅助器、生物反馈治疗仪、肌肉电刺激仪等器件来辅助盆底肌肉锻炼。阴道锻炼辅助器材主要是给予阴道锻炼者反馈及恰当的阻力，若使用得当并经常进行锻炼，可有效改善盆底肌力。对于产后女性来说，最好向制造商询问产品的有效性研究报告。治疗仪应由医用塑料或硅胶制成，以保证阴道内使用的安全性。如果存在盆底肌力减弱的情况，可以咨询女性物理康复治疗师，寻找合适的家用盆底肌锻炼器材。

1. 生物反馈治疗仪

该治疗仪用一个可插入阴道的探头与电子显示器相连，在女性做盆底肌收紧动作时，显示器上会显示收缩的力量。生物反馈治疗仪可直观显示盆底肌收缩强度，并将这些信息转变为视觉或听觉信号反馈给使用者，并激励她进行更进一步的肌肉收缩。开始生物反馈治疗前需要学习正确的盆底收缩动作，以免习惯于错误的动作。有些生物反馈治疗仪带有不同的电阻档位及不同大小的阴道内传感器。物理康复治疗师会向使用者解释家用治疗仪适用的人群及使用方法，并在复诊间期监测恢复效果。生物反馈治疗也可以帮助盆底肌痉挛的女性进行肌肉放松。

2. 盆底肌电刺激仪

盆底肌电刺激仪的阴道探头或贴片电极能发出微弱电流，对功能欠佳的盆底肌及神经纤维进行电刺激。可用于治疗压力性和急迫性尿失禁、尿频、大便失禁等，还可以改善盆底肌肉力量和肌肉耐力。盆底肌电刺激仪在盆底功能障碍早期治疗中能起到积极作用，但不能作为肌肉自主锻炼的长期替代治疗。

3. 阴道哑铃

可将不同重量的锥形或球形哑铃放入阴道，并使其保持在阴道内。当站立或步行时，女性需要通过加强收缩盆底肌肉不让哑铃脱出。刚开始时可以使用较轻的哑铃，随着盆底肌肉的加强，再换用稍重的哑铃。阴道负重训练最好同盆底肌肉训练一起进行。哑铃放入阴道后，在没有增加肌力的情况下可能保持不掉；也可能由于阴道壁膨出，哑铃放入阴道后立即滑脱下来。阴道哑铃对部分盆腔器官脱垂的患者效果不明显。

4. 尿失禁控制器

将控制器放在阴道内膀胱颈下方，可以在日常生活时控制压力性尿失禁，实现活动时不漏尿。控制器在尿道上的轻压力可以有效控制漏尿，联合盆底锻炼可以改善盆底肌肉力量和肌肉耐力。有一种名为 Incostress 的新型医用硅胶托（外形类似硅胶塞）可以重复使用 6 个月，还可以用它来锻炼盆底肌肉。

5. 盆底训练器

该仪器由两片合页组成，合页闭合时可以置入阴道内，或在阴道内移动，松手后两叶张开。通过收紧盆底肌可以将颌对合在一起。这种训练器必须有"停止"功能，以免闭合时卡住外阴或阴道。盆底肌痉挛的女性不宜使用。

6. 阴道扩张器

用来拉伸阴道壁肌肉，对于因盆底肌肉紧张痉挛引起疼痛，无法性生活的女性而言，阴道壁的伸展可使性生活更舒适。从小号扩张器开始，并同时试着采用温水浴等方式放松盆底肌。在换用更大号扩张器前应持续使用小号扩张器扩张阴道平滑肌。若盆底肌有触发点，可以用扩张器压在阴道内触发点处按压以缓解疼痛。

（高倩倩　译　娄文佳，朱兰　审）

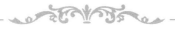

第十二章
产后恢复运动

在孕期，孕妇所有的腹肌都受到了极度的牵拉，超过了自身的极限。孕期子宫增大，周围的腹肌被牵拉绷紧；产后腹部肌肉松弛，肌肉控制能力变弱。女性可能会疑惑自己的腹肌究竟发生了什么，才出现了腹直肌的拉伸和分离，但是若能坚持适当的锻炼，腹肌完全可以恢复。

怀孕期间，盆底肌群提供向上托举支撑的力量，分娩时被拉伸到极限。要想使身体恢复强健，首先要强化训练盆底肌，同时加强腹部力量，从而快速恢复躯干和骨盆功能。要知道，盆底肌群和核心肌群的内层肌肉在"收缩"状态下才会发挥最大效用，因此从内层肌肉开始锻炼有助于强化、稳固内层和外层腹肌。

产后 6 个月内如果进行一些富有挑战性的腹部锻炼，有可能使盆底肌的负荷过大。同时产妇应该避免会使腹直肌分离的运动，而且这些运动对锻炼核心功能和动态稳定性作用不大。要知道，进行盆底肌和核心肌的训练可以减少腹直肌分离，而经常做仰卧起坐以及持续弯曲躯干的动作会使腹直肌分离。

经历剖宫产或阴道助娩（如胎吸或产钳）后，需待身体感觉舒适，方可开始早期的盆底肌与核心肌训练。在产后 4～6 周内（需要的话可以更久）穿戴专门的支撑性服饰（如骨盆带或托腹带，或者塑身衣）可以支撑骨盆和腰部，有利于收紧脏器、改善身姿。

在锻炼过程中如果出现任何疼痛或不适，应及时告知专业人员并寻求指导，以确认动作是否正确。慢慢地重复这些运动，并在运动过程中注重盆底肌和核心肌群的锻炼。应注意动作不要太急或者用力过猛。

运动指南

　　分娩后的前几周，需要对盆底肌和核心肌群进行"由内而外"的重建和修复，此时的训练重点是步态的调整，并保持挺拔的身姿。首先训练内层肌肉，以恢复肌肉的力量和协调性，这也是进行有氧运动、健身运动前的第一要务。一旦养成了日常训练盆底肌的习惯，便可将盆底肌训练融入常规运动项目中，使盆底得到终身保护。

　　产后恢复运动的时间因人而异，取决于产妇当前的身体素质、既往运动情况、是否有外伤史或分娩并发症，以及是否一直坚持盆底肌、核心肌群和躯干肌的康复锻炼并已取得了不错的效果。产后不要直接开始难度系数较高的锻炼项目，比如"Bootcamp 课程"。

　　下面的产后运动指南给出了正常阴道分娩后恢复有氧运动的时间安排。加拿大临床指南提出，哺乳期间适度的运动不影响母乳的分泌量和成分，也不会影响婴儿的生长。

　　分娩后到产后 16 周：练习腰背挺直地端坐、站立和行走，收紧小腹运动（见第 111 页），在恶露停止后进行本书中介绍的耐力训练（见第 117 页）和轻松简单的游泳项目。

　　产后 16~24 周：可参加产后健身课程，进行低强度的有氧运动，如：游泳、水中有氧运动、太极、基础肚皮舞和本书中介绍的耐力训练（Train it exercises）。

　　产后 24 周后：可在有经验的产后健身教练的指导下进行改良瑜伽、基础普拉提和健身球操的练习。

　　剖宫产或阴道助娩（如胎吸或产钳）的女性，可在身体不适感消失后开始进行收紧小腹运动（Shrink the Jellybelly）；待产后疼痛消失、骨盆和躯干力量增强后，逐渐增加一些简单轻松的运动。如果产妇经历了剖宫产或者会阴Ⅲ~Ⅳ度撕裂、分娩中有感染或进一步手术治疗、分娩中第二产程延长并接受过分娩干预、腹直肌分离、盆腔痛未愈、尾骨损伤、盆腔器官脱垂或尿/便失禁，那么产后 6~12 个月之内不要参与具有难度的体育活动。应咨询女性健康相关的专业人士，并根据自身的盆底肌与核心肌肌力以及整体健康状况来指导产后锻炼的恢复。

在产后前 4～5 个月应避免进行高强度的运动，等到关节更稳定、盆底肌与核心肌群更强壮后再开始。跑步会对关节和盆底产生压力，可能会造成哺乳期女性乳房不适，所以不宜作为产后早期运动。建议在运动之前哺乳或排空乳汁。避免穿紧身运动文胸，它会导致或加重哺乳期经常运动的妈妈患乳腺炎（乳腺导管部位发炎）。

有经验的跑步爱好者会在尝试跑步前，先专注于盆底肌和核心肌群的训练。跑步时漏尿说明盆底肌的支撑力不足以对抗足部撞击地面的力量和盆腔器官向下的推力。即使在跑步时感觉良好，但你却无法确切了解身体内部发生的变化，盆底肌薄弱，支撑力不足，将导致盆底支持组织被进一步牵拉。

一段长距离的散步或跑步后，如果有漏尿，则说明盆底肌疲劳，需要增加针对盆底肌耐力和肌力的训练。应从高强度的运动转成低强度的运动，如散步、深水跑、游泳和简单的舞蹈等，并持续增强盆底肌的控制力。

产妇如果是跑步爱好者，并决定在产后恢复健身计划，建议开始时先跑 1～2 分钟，然后步行 10～15 分钟，重复这个模式，然后逐渐延长跑步时间，缩短步行时间。是否进行进阶锻炼应该根据盆底肌肉控制能力来决定，而不是看跑步时间的长短。只有当盆底能耐受当前的运动水平时，方能考虑延长跑步距离。

产后早期不要急着恢复跑步，因为孕期体重增加，对盆底、骨盆、髋关节和腿关节的压力也随之增加。有规律的散步或游泳结合低糖饮食是适宜的产后瘦身方案，同时能增强核心肌和盆底肌的稳定性。

到了产后第 16～20 周以后，与妊娠期相关的激素效应已经极微弱，可以做保持肌肉长度的拉伸运动，但在此之前应避免做增加肌肉灵活性的拉伸运动。

收紧小腹运动

产妇经阴道分娩后 24～48 小时，即可将收紧小腹（Shrink the Jellybelly）作为产后早期日常运动。该运动可以改善盆底肌的控制力，提高膀胱和肠道括约肌的关闭压，加强对盆腔器官的支持并增强女性阴道和性高潮的感觉。

剖宫产或会阴修补术后，需等待身体舒适后再开始这项运动（通常是产后 5～10 天）。轻微的盆底肌收缩起到"泵"的作用，有助于消除会阴部的水肿。

最开始，肌肉控制力刚恢复，这些动作应采用低强度的模式，每天 2～3 次，每次重复 5 遍。不要过度沉迷于盆底锻炼而不停地重复，因为盆底肌在怀孕和分娩期相当于跑了一场马拉松，仍需要一个适应和逐渐恢复的过程。

（一）身体挺直动作

新妈妈为了尽快恢复强健匀称的体形，应该坚持定期的身姿锻炼，直到这种挺直的身姿变得非常自然。

（1）坐姿

坐在一个直背椅子上，双脚着地，双膝自然地分开。调整姿势，将身体重心集中于坐骨和前面的耻骨上。如果会阴部有缝合伤，可以坐在枕头上（图 12-1）。

头颈部伸直，身体挺直，感受从后背到颈部的拉伸。

保持这个姿势，吸气，打开胸廓底部。需要的话，可在后背放一个枕头作为支撑。当感到腰部瘫软下来时，重复身体挺直的动作，以此激活盆底肌、

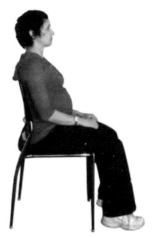

图 12-1　身体挺直（坐姿）

核心肌和脊柱肌肉。

应避免频繁地上提胸骨以增加腰椎曲度,因为这个动作会导致脊柱肌肉痉挛。

（2）站姿

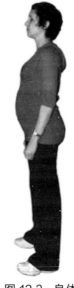

双脚分开与肩同宽站立,双臂在身侧自然下垂,上提内侧足弓（图12-2）。从头顶起挺直身体,同时缓慢长呼气,这个过程中盆底肌与核心肌被激活,此时会感觉到肌肉轻微紧张。保持这个姿势,吸气,胸廓充分扩张。接着呼气,同时缓慢地上提盆底肌,耻骨以上的腹肌部位微微收紧。

练习拉伸脊柱来挺直身体,保持盆底肌和核心肌的激活状态。纠正身姿的另一个好处是给我们带来自信。在需要弯腰的时候,记得保持耻骨和胸骨间的"线条"长度,避免躯干蜷曲（请见第27页回顾这一动作）。

图12-2 身体
挺直（站姿）

（二）呼气时上提盆底肌练习

通常情况下,吸气的时候膈肌下降,但是增大的子宫会阻止膈肌的下降。这个动作可以帮助恢复正常的膈肌运动,训练新妈妈在呼气的同时上提盆底肌。

平躺,双膝屈曲、分开,将双手放在两侧季肋部和腹部。吸气时,感受气流打开胸腔和腹腔,然后缓慢地呼气,呼气时嘴唇微嘬起。缓慢地呼吸5次,来温习打开胸腔、腹式呼吸的方法（图12-3）。

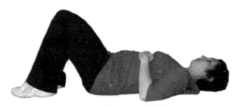

图12-3 呼气时上提盆底肌

在下一次呼气的时候,轻轻地向内提升盆底肌（脊柱不要完全贴在床上）,在缓慢长呼气的过程中保持盆底肌上提状态5秒钟。之后放松盆底肌,再重复呼气时上提盆底肌动作5次。

（三）盆底肌训练

通过"想象"帮助盆底肌收紧。想象你正在将一枚卫生棉条往阴道内吸，或需要中断尿流而收紧盆底肌。可先尝试仰卧位，之后尝试侧卧位；或尝试身体前倾坐立姿势；或双膝跪地并低头，身体前倾扶住椅子，膝盖放松，臀部后伸。

吸气，同时打开胸腔；缓慢地呼气，同时上提盆底肌，保持 5 秒，之后放松，重复 5 次。训练一周后，将盆底肌上提保持的时间增加到 10 秒，重复 10 次。见第一章的"盆底肌三步，训练计划——感知、控制、训练"，回顾具体的盆底肌训练方法。

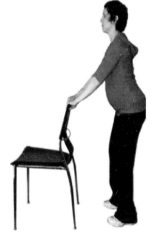

（四）骨盆移动

这个练习将盆底肌上提与简单的骨盆移动结合起来，以提高对内层盆底肌肌群的控制。

开始练习时，以双膝跪地并低头、臀部向后撅的姿势进行，之后以扶着椅背/凳子站立、臀部向后撅的姿势进行（图 12-4）。

图 12-4　骨盆移动

想象你的阴道内夹着一根铅笔，你用这根笔缓慢地画一个圆。接着再反方向画一个小圆，然后再画一个大点的圆，最后画个"8"字。试着保持上半身不动，运用髋关节来画圆。

每个方向都重复 10 次。练习结束后记得放松盆底肌，想象着把阴道内的笔放下来！

（五）配合"嘘"声上提盆底肌（Hissy Lift）

这个练习需要新妈妈在上提盆底肌的同时激活核心肌和所有的腹肌。坐直，双手紧紧叉腰。

坐直，呼气时发出长长的"嘘"声，感觉腰部向外扩张。放松，再来一遍，这一次在发出"嘘"声之前，先上提盆底肌。

上提盆底肌的同时配合呼气时的"嘘"声，保持 5 秒钟，之后放松 5 秒钟，重复这一训练 5 次。在接下来的几周内，尝试将盆底肌上提得更高，同时呼气时

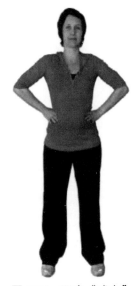

图 12-5　配合"嘘声"
上提盆底肌

的"嘘"声更明显。在咳嗽、打喷嚏或提举重物时进行这一锻炼。如果发现呼气时盆底肌是向下推的，应停止锻炼，并咨询专业的女性物理康复治疗师，以寻求指导。

　　站在镜子前，只穿文胸和内衣，尝试配合"嘘"声进行盆底肌上提练习，观察进行这个动作时所有腹肌是如何被同时收紧的（图 12-5）。

　　练习这个动作，直到你抱起孩子或打喷嚏时会自动上提盆底肌。这个动作的要领是先上提盆底肌，并在盆底肌保持上提状态的同时配合嘘气。动作训练过程中，要注意进行组间休息放松，而不是时刻不停地训练。

　　注意：产后盆底肌更容易疲劳。每做 5 次配合"嘘"声的盆底肌上提训练之后要进行放松，这种组间放松是非常重要的。

　　盆底肌上提训练不要重复太多次，否则会导致肌肉疲劳、疼痛或痉挛。

（六）蛤蜊开合动作（Clam Up）

　　进行蛤蜊开合动作需要注意动作应缓慢，可将一个垫子夹在双膝之间再重复练习，这样有助于上提盆底肌。侧卧（臀部和肩膀保持在一条直线上），双膝弯曲，踝关节并拢。慢慢地将一侧膝盖抬起，然后匀速放下，此过程中保持骨盆固定，不要摇晃（图 12-6）。分别进行左侧卧位练习和右侧卧位练习，每侧重复 5～10 次。

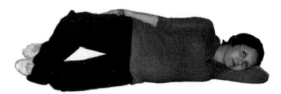

图 12-6　蛤蜊开合动作 1

　　下一步是双膝并拢，轻轻地挤压两腿间放置的垫子（或软球）10 秒钟，这期间保持轻松地呼吸，之后停止挤压垫子，放松 5 秒钟（图 12-7）。重复这一训练 5 次。

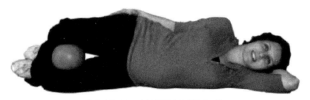

图 12-7　蛤蜊开合运作 2

　　进阶练习是再次挤压垫子或球，以脉冲式有节奏地快速挤压垫子 5～8 次，然后放松。这个动作的要点在于通过轻轻地挤压，**帮助内层盆底肌更高地上提**，而不在于挤压时有多用力。

　　训练计划：先从前 4 个练习开始，为期一周；每次练习时完成这 4 个动作并重复 2 遍，每天进行 3 次训练。第二周则根据盆底肌和腹肌的适应能力加上后 2 个练习。

　　坚持上述训练 2~4 周后，再开始进行第 117 页介绍的耐力训练（Train it Exercise）。先尝试加上"手臂-腿部伸展运动"和"臀桥"练习，之后每周再加上 1～2 个其他的动作。锻炼要点是循序渐进地增加训练强度，而不是一下子加大练习。任何锻炼一旦引起不适或疼痛，应立即停止。

表 12-1　"收紧小腹运动"锻炼记录表

周次	1	2	3	4
身体挺直动作				
呼气时上提盆底肌练习				
盆底肌训练				
骨盆移动				
配合"嘘"声上提盆底肌				
蛤蜊开合动作				

　　说明：

　　每周例行锻炼时，每完成一个动作训练，在表格的相应位置打"√"。在进行耐力训练（train it exercises）之前，最好连续 4 周保持锻炼，做到上述表格每一空格里有 4~5 个"√"。

拉伸运动

每天做拉伸运动（图 12-8～图 12-11）来缓解脊柱肌肉的紧张。产后 12～16 周内应避免深度拉伸。

每次拉伸保持 20～30 秒，重复 2 次，过程中保持呼吸平稳。

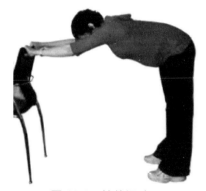

图 12-8　拉伸运动 1

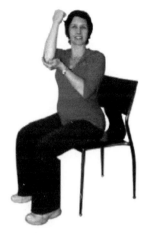

图 12-9　拉伸运动 2

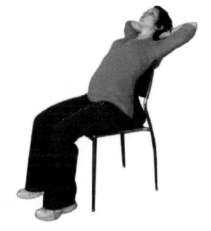

图 12-10　拉伸运动 3

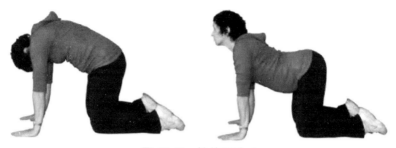

图 12-11 拉伸运动 4

耐力训练

（一）臀桥

身体仰卧，双膝弯曲。呼气，上提盆底肌的同时双脚跟蹬地，使臀部抬离地面（图 12-12）。保持这一姿态的同时均匀呼吸，坚持 10 秒钟，之后慢慢地匀速放下身体，重复 5～10 次。如果存在腹直肌分离，在进行锻炼时可穿支撑衣。

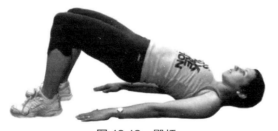

图 12-12 臀桥

（二）手臂-腿部伸展运动

双膝、双手着地。一侧手臂向前伸，对侧腿部向后伸，保持平衡 10 秒钟，同时均匀呼吸；左右侧各重复该伸展练习 5 次；之后，逐渐增加难度：保持后背挺直，将肘部和对侧的膝部向内彼此靠近，每侧重复 10 次（图 12-13）。

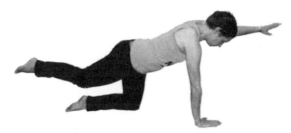

图 12-13　手臂-腿部伸展运动

（三）平衡坐姿

在镜子前面进行这个练习，以便观察自己的姿势。坐直，上提盆底肌；将一只脚抬离地面，坚持 10 秒钟，保持均匀呼吸；然后左右脚交替抬起，重复 5～10 次；进一步增大难度：在脚抬离地面 10 秒钟的过程中缓慢地抬起双臂或两臂交替抬起（图 12-14）。

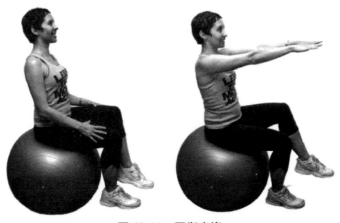

图 12-14　平衡坐姿

（四）单腿平衡

单腿站立，保持身体直立；上提盆底肌，在保持平衡的同时，将腿抬起到与髋关节成 90°；整个身体从着地的腿到臀部伸直，保持这一姿势 10 秒钟，同时均匀呼吸；换另一条腿做此动作；每条腿分别重复 5 次（图 12-15）。

进一步增大难度：在保持平衡的同时抬起双臂或两臂交替抬起。

（五）原地跑步

保持身体直立、单腿平衡的姿势，以跑步的动作前后摆动另一条腿。保持双臂紧贴身体，盆底肌上提。只有抬起的腿运动——身体其他部位保持静止，重复 40～60 秒（图 12-16）。

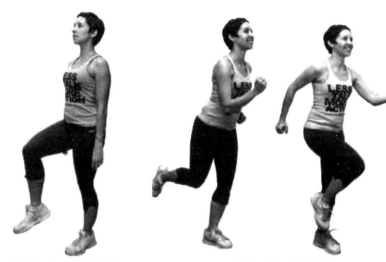

图 12-15　单腿平衡　　　　　　图 12-16　原地跑步

动作要缓慢、有控制，注意身体的平衡和动作的流畅性。之后，尝试着地的腿稍微弯曲，保持身体挺立。一旦有信心能做好腿部动作，就加上跑步的手臂动作——右腿向前时，左臂也向前，进行原地跑步动作训练。

（六）伸展和提拉

一条腿站立，另一条腿抬起伸向一旁，脚尖轻触地面以维持平衡，将同侧手臂举过头顶。

以着地的那条腿作为支撑，向上挺直身体；将对侧腿抬起，膝盖和同侧手臂的肘部互相靠近（图 12-17）。

缓慢重复 10 次，再换到另一侧进行练习。

（七）坐姿划船

坐在一个球或一张椅子上，面向弹力带的固定点。握住弹力带并缓慢地将肘部往后拉，拉的时候保持身体挺直，呼气并上提盆底肌。当手臂再次向后拉伸的时候控制好盆底肌，然后放松（图 12-18）。

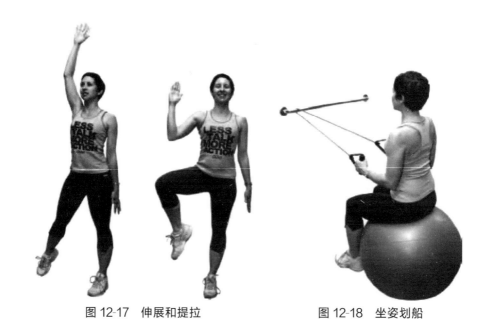

图 12-17　伸展和提拉　　　　　　　图 12-18　坐姿划船

重复 5～10 次，用一个弹性稍小的弹力带学习控制。

（八）站姿手臂牵引

配合弹力带练习：

• 保持"柔韧"的膝关节。缓慢、匀速地牵拉弹力带，呼气的同时上提盆底肌（图 12-19）。

• 如果你无法上提盆底肌，说明带子的阻力可能太大；尝试换一根弹性稍小的弹力带。重复 5～10 次。

（九）倚球下蹲

将球放在背后，抵着墙，双脚向前分开。

保持对球施压，向下蹲，让球沿着墙向下滚。

呼气的同时上提盆底肌，足跟用力，用背部将球推回去。重复 10 次（图 12-20）。

（十）平衡、前俯、捡拾

单腿站立，弯曲髋部和膝盖做捡拾物体的动作，过程中保持后背挺直、身体平衡。重复 3～5 次（图 12-21）。

如果接触地面太具有挑战性，可以先把物体放在椅子或咖啡桌上进行这个捡拾动作的训练。随着控制力的提高，将物体摆放的高度逐渐降低。

这个动作不适合孕 20 周后或孕期、产后出现骨盆带疼痛的人群。

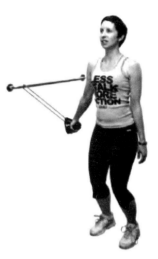

图 12-19 站姿手臂牵引

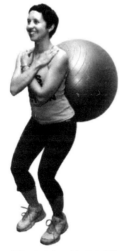

图 12-20 倚球下蹲

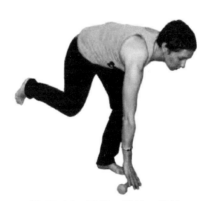

图 12-21 平衡、前俯、捡拾

本 章 要 点

- 孕期所有的腹肌都受到极度的牵拉，超过了它们的极限，使得腹部变得松弛下垂。若能坚持适当的运动，腹肌完全可以恢复。

* 首先锻炼内层的肌肉，恢复力量和协调性，这也是进行有氧运动、健身运动前的第一要务。

* 产后 6 个月内如果做一些富有挑战性的腹部锻炼，很容易使盆底肌负荷过大。不要做仰卧起坐、俯卧撑等有可能分离腹肌的运动。

* 每天散步 30～45 分钟，在推婴儿车或用婴儿背带抱着宝宝的时候保持身体挺直。

* 产后 4～6 周以内穿专门的支撑衣来帮助控制身姿，支撑骨盆关节和盆腔器官。

* 剖宫产或者会阴Ⅲ～Ⅳ度撕裂、分娩中曾遭遇感染和进一步的手术治疗、分娩中第二产程延长并接受过分娩干预、腹直肌分离、有未治愈的骨盆带疼痛、尾骨损伤、脱垂或失禁者，产后 6～12 个月之内不要参与具有挑战性的体育活动。

* 由于跑步会对关节和盆底产生压力，所以不适合作为产后早期运动项目。

* 多吃水果、蔬菜和优质蛋白，少吃薯片、饼干、蛋糕和软饮料等高热量食物。

* 如果母乳喂养食欲过大，可以咨询营养师，制定一套饮食指南。

* 每天重复 3 次盆底肌力量训练，剖宫产或阴道分娩后，直到身体可以耐受时，方开始做收紧小腹运动（Shrink the Jellybelly）。

（蔡丽珠　译　娄文佳，朱兰　审）

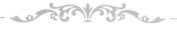

第十三章
部分国家的分娩习俗和产后护理

西方国家的医疗拥有先进的技术支持，而很多发展中国家甚至连基本的孕产妇保健尚不健全。各国孕妇的分娩经历不尽相同。下面带大家浏览一下世界各地的分娩习俗。

1. 德国

首次就诊后，孕妇会从妇产科大夫那里得到一个"妈妈手册"或者"妈妈护照"。任何孕期相关情况、慢性病、孕期进行的医疗操作以及母亲的产后健康状况都会记录在这个"妈妈护照"上。

孕妇有权向助产士或医生进行不少于 10 次的产前咨询。德国健康保险覆盖婴儿出生 10 天以内助产士每日家访的费用以及孕妇产后 8 周内医疗护理所需费用。有些医院允许产妇带私人助产士进入产房。

德国妇女可以选择便捷分娩，比如在医院门诊、专门的生育诊所、助产士或医生的私人诊所生产。但是产房提供更全面的产程帮助及产前保健服务。这些产房工作人员由助产士和职业医师组成，并且靠近医院，便于急救。

家庭分娩需由一位有资质的助产士进行，每日对产妇进行家访，直到孩子出生后 10 天。在此之后，健康保险涵盖助产士的进一步家访或电话咨询，以及产后盆底肌训练课程。

2. 日本

尽管越来越多的医生推荐使用硬膜外麻醉分娩镇痛，但受传统观念的影响，日本孕妇分娩是不用止痛药的。日本开设免费的分娩课程，并提供两次免费产前就诊（医生会做多项检查）。按照传统习俗，有些孕妇怀孕第 5 个月的时候在腹部裹上白色的布条，寄托她们顺利生产的愿望。她们还会参拜神道教（日本的传统民族宗教）神社祈祷孕期平安。

小诊所为日本产妇提供家庭般的氛围，在那里助产士提倡采用传统分娩方式——在榻榻米垫上生产。产妇分娩过程中，丈夫的陪伴在传统上是不被接受的。如果在医院分娩，经阴道分娩的产妇要在医院观察 5 天，剖宫产的观察 10 天。新妈妈通常和宝宝一起在娘家住满 21 天，期间妈妈陪伴宝宝在床上休息。朋友、家人欢聚一堂，迎接小宝宝，并一起吃红豆饭。这是一道由红豆和红米做成的菜肴，具有庆祝意义。

产后腹部绷带，又叫 Haramaki（腹带），在日本很常见。据说，它可以通过正确的姿势和支撑作用消除松垮的腹部。

3. 巴西

孕妇经常要求剖宫产终止妊娠，而且她们的医生也鼓励这样做。国际剖宫产认知网络（International Caesarean Awareness Network，ICAN）的数据显示，巴西的总剖宫产率为 40%，在一些私人医院高达 70%。一位巴西同事告诉我，她经常被问到自己为什么选择经阴道分娩，而不是剖宫产。她还谈到，在一些私人医院剖宫产率达到 90%。家庭分娩或水中分娩是不常见的，连找到支持这些分娩方式的设备或者产科医生都非常难。

产后妈妈住院时间至少 3 天，剖宫产后住院时间更长。妇产科专科医院会开设产前、产后护理课程。孕妇享有优先治疗权，并受到特殊照顾。一旦母亲和孩子离开医院，拜访者会给孩子带去礼物，同时也会收到一份小礼物作为回礼。

4. 法国

孕妇得到一本"生育保健手册"（the Carnet de Santé Maternité），出示该手册可以获得插队以及在公共交通工具让座等方便。孕妇必须完成 7 项产前检查。她们通常都选择在产科医院里，在助产士的帮助下分娩，然后住院 3 天左右。

由于各种各样的行政和保险上的原因以及害怕出现问题后接生人员会遭到起诉，家庭分娩在法国并不常见。尽管如此，现在越来越多的人希望在家分娩。

当地医疗保健中心为产妇提供产后检查、母乳喂养和营养咨询。全世界的妈妈都会羡慕法国女性，因为她们可以得到多达 10 次的免费产后理疗来重塑盆底功能。

5. 荷兰

仅在分娩过程中出现并发症或者孕妇存在高危因素才会有医生参与，大多数情况下，医生将孕妇转诊给助产士。荷兰人认为孕妇不应该被当作病人，因为怀孕并不是生病状态。

产妇可以自己决定在家还是在医院分娩。通常，30％的荷兰人选择在家中分娩（而在美国，超过90％的分娩是在医院进行的）。健康保险公司会送去一个待产包（家庭分娩盒），里面包括家庭分娩所需要的所有物品。

如果选择在医院分娩，助产士会对产妇进行家访，告诉她们去医院的最佳时间。通常荷兰孕妇选择无镇痛的阴道分娩（只有10％的荷兰孕妇使用止痛药）。相反，她们将重点放在产前瑜伽课上，学习和练习放松以及呼吸技巧。请一位导乐在产程中及产后进行指导也越来越流行。

医疗保险建立了产科护理服务，该项目由一名护士对产妇进行为期一周的上门服务。护士会告诉妈妈如何进行产后护理、母乳喂养，对于非独生子女家庭还会帮助照顾其他孩子，有些护士甚至帮助妈妈做饭！

6. 西班牙

妇女在公立社会保障医院或私人诊所里分娩。由医生或助产士完成产前检查，然后整个孕期进行规律的产检。有些诊所提供产前辅导课，帮助准妈妈（和准爸爸）为分娩做好准备。

阴道分娩的产妇要住院48小时，剖宫产的住院长达5天。家庭分娩在西班牙不常见，且提供的产后护理较少。

7. 俄罗斯

过去的20年间，俄罗斯很流行家庭分娩，只有一位助产士或者医生助产，部分原因是财政节约，另一方面也是考虑到产妇在产房有可能被照顾不周。公立妇产科医院有明确的付费和免费病人分区，也设有爸爸和家人的区域。一些产科医院正在建立家庭分娩中心（Domashniye Rody），为那些抵触典型医院环境的孕妇提供家一样的房间。

目前，莫斯科妇产科医院的剖宫产率达16％～20％，需要住院6天，而阴道分娩则通常住院4天。

俄罗斯政策规定，参加产前课程和12周的产前检查的女性可以领到一份"分娩证明"，这样她们可以享有2000卢布用于产前护理和5000卢布用于分娩花销。由于每月增加了用于教育和改善家庭生活的支出，政府还会继续提供资金支持，但是孩子3岁以后才能拿到其余的福利。

8. 瑞典

瑞典女性认为，生孩子是一件正常的事情，很少去干预它。由专业助产士或保姆监测妊娠、分娩和产后护理。只有当助产士认为孕妇存在并发症，或者担心母亲和孩子健康的时候才会向产科医生求助。

在瑞典，鼓励准父母参加产前产后培训。分娩在产房进行，常常有一位导乐帮助。鼓励爸爸们参与分娩，和助产士一起接生宝宝，只有在发生并发症的时候才叫来医生。在瑞典不鼓励产妇剖宫产。

分娩以后，妈妈和宝宝转到"病房"观察 48 小时，工作人员是助产士和护士助理。并且鼓励爸爸们留下来陪伴。在瑞典，不鼓励家庭分娩和水中分娩。

9. 其他国家

产后使用腹带常见于日本、菲律宾、马来西亚、印度尼西亚、新加坡和非洲一些国家的文化中。使用腹带是为了将妈妈的腹部恢复到正常形状，起塑形作用。腹带结合腹部按摩效果更好，因而受到推崇，相当于支撑衣或腰带。

由于缺乏经过训练的本土接生人员，很多发展中国家的母婴死亡率和分娩损伤发生率很高。联合国人口基金会（UNFPA）报告显示，在所罗门群岛、老挝、东帝汶、印度尼西亚和巴布亚新几内亚，孕产妇死亡率增势迅猛，这是因为缺少有经验的接生人员且对孕产妇保健的投入过低。

据国际尿控协会（International Continence Society，ICS）报道，非洲女性妊娠和分娩死亡率高达 1/12。ICS 的声明显示：越来越多的证据显示，死于分娩的发展中国家的女性，其原因多由于未及时干预产程阻滞继而造成重大损伤。现在发达国家开始认识到分娩并发症对女性生命的威胁，遗憾的是部分发展中国家妇女在国际社会没有发言权。

亚的斯亚贝巴（埃塞俄比亚首都）瘘医院（the Addis Ababa Fistula Hospital）由 Catherine Hamlin AC 博士和她已故的丈夫 Reg Hamlin OBE 博士创立，致力于对遭受重大分娩损伤（亦称作产科瘘）的患者提供治疗和护理。

Hamlin 博士称："产科瘘是由长时间的梗阻性分娩所引起，产妇在没有任何医疗帮助和镇痛的情况下分娩数天。即便她能挺过去这场劫难存活下来，也会产下一名死胎，并且她体内的损伤会导致尿失禁，甚至粪失禁。这样的女性余生都会被人嫌弃，落入穷困潦倒的境地，除非她能够在亚的斯亚贝巴瘘医院或分支医院得到治疗。"

亚的斯亚贝巴瘘医院致力于那些针对改善孕产妇保健，降低婴儿死亡率和提高妇女权益的计划。医院还建立了哈姆林助产士大学，培养年轻的埃塞俄比亚女性成为助产士，去帮助那些缺乏孕期和分娩期医疗支持的农村妇女。哈姆林助产士大学的时代目标是使每一个埃塞俄比亚村庄都能有一个助产士。

接下来是一位年轻女性的故事。在第一个孩子出生后，洛蒂曾向我咨询关于盆底康复的事宜。洛蒂在澳大利亚一家繁忙的大型市立医院经历了自己第一次分娩创伤后，饱受抑郁、孤独和愤怒的困扰。因此生第二个宝宝时，她决定回到印度尼西亚外婆家里生。

怀孕 5 个月的时候，当地助产士开始为洛蒂进行定期的全身按摩，给她专门用于孕期的混合药草茶。孕 7 个月的时候，助产士开始给她进行腹部按摩以矫正胎位。

分娩开始时，洛蒂可以散步或坐着，她的助产士则进行有力的背部和腹部按摩来控制较强的宫缩。房间保持安静，只有她的外婆和助产士在场。她不记得这次分娩持续了多久，就只记得当时大家都很镇静、从容不迫。

女儿出生之后，她的助产士每天都来看望洛蒂，为她准备治疗性的洗浴，制作草药茶来催奶，做全身按摩，还帮她包裹腹部。

他们鼓励洛蒂在屋子四周规律散步，在血性恶露停止前不让洛蒂做饭或清洗物品。助产士提供 40 天的每日护理，直到洛蒂确定她身心都足够坚强，可以回归澳大利亚忙碌的生活，并能轻松穿上她的牛仔裤。

洛蒂两次截然不同的分娩经历使我记忆深刻。分娩是一个奇妙的过程，洛蒂的故事体现了教育、倾听、护理及保护在女性分娩和产后的重要性。

对于低危产妇，自然分娩是目前公认的对妈妈和孩子最安全的分娩方法。

女人的分娩经历会伴随她们一生。衷心希望这本书提供的信息能给女性带来充满喜悦与成就感的分娩回忆。

（郭建宾 译 娄文佳，朱兰 审）

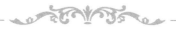

第十四章
分娩以后

伴随着为人母的喜悦，女性可能将迎来此生最忙碌的阶段：既要抚养孩子，又要追求事业，还要参加孩子学校组织的各种体育活动以及家庭聚会。或许有的女性日程表里并没有把修复和保持骨盆动态稳定性作为优先选项，但需要考虑到：未来几年内她会有不少体力活动，要抱起每天都在长大变沉的孩子、搬家、整理家务、照顾年迈的父母、享受家庭度假以及尝试新的运动项目。之后便来到了围绝经和绝经期，行动将开始变得迟缓，一些新的与盆底有关的问题可能会开始显现。

本书一直聚焦在孕期和分娩前后的盆底功能上；然而，生活中很多其他因素和习惯也对盆底功能产生巨大影响。来自本章的建议将有助于广大女性终身保持盆底健康。

我偶尔会听到这样的疑问："要怎样才能关注我的膀胱和肠道呢？我去卫生间然后排便（或排尿）不就行了吗?!"这些器官已经被我们忽视太久了，为了改善或保持顺畅的排泄功能，试着了解它们永远不会太晚。为了保持膀胱等器官的正常功能，需要注意以下几点：

• 少摄入人工甜味剂，可以减少急性事件发生（新近的研究表明，经常饮用无糖汽水的人群发生卒中、心梗或血管性死亡的风险，比那些不饮用无糖汽水的人群增加 61％）。

• 排尿时身体坐直、腹部放松可以避免养成排便时腹肌收紧的习惯。这个习惯会导致腹压增加，也是造成尿急的原因之一。放松腹壁和盆底可使括约肌放松，从而使膀胱肌肉收缩，利于排空尿液。

• 让耻尾肌处于最佳工作状态，因为这块小肌肉可以控制括约肌，防止漏尿，还可以控制尿急感。

• 检查自己的排尿习惯——一般来说，白天 5～6 次，夜间 1 次是正常的。

工作繁忙时容易延迟排尿，使得膀胱壁过度充盈，导致膀胱肌不敏感。当尿量至少达到 250 毫升的时候再去排尿。

肠道是身体健康的晴雨表，为了保持肠道排空顺畅，需要做到以下几点：

• 每日饮食中包含水果、蔬菜、豆类和全谷物，为健康的肠道获取膳食纤维和益生菌。长期食用低纤维或无纤维食物会导致排便费力甚至便秘。肠道健康的标志之一，就是大便像是"一根涂了层硅胶的香肠"。

• 养成低糖饮食习惯。经常高糖饮食会造成一个酸性的细胞环境，容易促进炎症，而且与膀胱、肠道功能失调相关。

• 排便时坐在马桶上，放松，身体前倾，可以促进胃肠道排空。

• 如果有肠易激综合征、食物不耐受或者改变排便习惯的疼痛，应咨询肠道、营养科的专家。

通过锻炼来保持健康的盆底肌：

• 做一些温和的盆底锻炼，比如舞蹈（肚皮舞、爵士舞、自由式或者拉丁舞）、太极、瑜伽及低强度的有氧健身操。与注重分离性的运动（仰卧起坐）和长时间的躯干支撑动作（平板支撑）相比，这些注重身体移动以及姿势控制的运动更适合女性身体。

• 享受运动，让运动伴随一生——散步、高尔夫、舞蹈、瑜伽和游泳。不要做"惩罚性的动作"，因为这些动作可能会损伤盆底，而且是不可持续的。有规律的运动会增强幸福感，促进健康。

• 不管是喜静还是好动，做一个坚持控制身体姿态的人。控制身体姿态可使核心肌在它们的耐力模式下保持活跃，来抵消关节磨损和撕扯。

• 把特定的盆底肌训练融入日常锻炼或活动中。在捡拾物体前上提盆底肌，或者通过放松髋部、跳肚皮舞来增加盆底提升力。

• 如果想通过锻炼来缩小腹部，首先从提升盆底开始练习。经常做深呼吸来打开胸腔，保持盆底和膈肌协调运作。

防止脱垂：

• 要量力而行，清楚自己能安全提起的物品重量的极限。要明白自己并非无所不能。很多女性不适合做重体力劳动或者搬运重物，锻炼孩子自己爬上汽车座椅后，再坐下来抱着孩子。如果腹压持续增高，压迫盆底肌，盆腔器官可能会脱垂入阴道内。

• 在健身课上，试着忽略身边的人——根据自己的身体反应来协调和控制操作，如果无法保持腰背曲线微向内弯曲，或者感觉做那些动作时腹部、盆底有隆起，应立即停止这个动作，去尝试相对简单的动作。

• 在做提东西、打喷嚏、推拉等日常动作之前，使用收紧盆底肌的练习——"Knack"（参见第14页），上提起盆底肌。

• 如果感冒了，或者有持续的肺部感染，请坐下来咳嗽。用手抵在会阴部，外加使用"Knack"（第14页）可以增加盆底的提升效应。当然在公共场合，比如正在市中心走路时，确实很难找个地方坐下来咳嗽，此时可以尝试把钱包放在地上，蹲下来，用脚后跟顶住会阴部位（另一只脚放平）。

• 保持软便（硅胶涂层香肠状）可以减少盆腔器官脱垂的风险。对于阴道后壁膨出的人群，用拇指顶住阴道后壁加压可帮助肠道排空，避免排便困难。增强盆底肌可以提高对所有器官的支撑功能，并可能减少前壁膨出并控制后壁膨出（但不减少）。

性高潮（无论有无性伴侣）为盆底肌提供了一个自然的锻炼机会，而且会释放产生愉悦感的激素（性高潮释放缩宫素，是促使伴侣结合的"爱的荷尔蒙"）。Christiane Northrup博士将一氧化氮描述为"快感激素"，在性高潮或其他快感体验时释放。这种气体由血管壁释放，可以增加神经递质的产生，进而改善心情和健康。

女性性高潮时间比男性长，这对锻炼盆底肌来说是个好消息。收缩从子宫开始，然后是输卵管、直肠及盆底肌的反复收缩。由于血管肿胀及腺体分泌的润滑作用，阴道在性生活时处于最佳的运动状态。产后、更年期、术后或放疗后等特殊时期增加阴道润滑，可以减少不适，提高愉悦感。

一生中，不要忽视性高潮体验所带来的乐趣，陶醉于品尝自然创造的喜悦，享受自己主宰的锻炼，并和家人及朋友分享美食以及运动项目。

最后，亲爱的读者，把您的盆底肌想象成你核心肌群的女王。为了终身维持女王快乐的执政，请坚持做到：

• 她在您身体里协调无数的角色，您是她最大的崇拜者和拥护者。

• 为分娩做准备，尊重她在分娩中的角色，引导她回到以前的状态，维持机体的动态稳定。

• 保持笔挺的姿势，保持她的王者风范。

• 运动前使用盆底肌"诀窍"来提升、支持她。

• 不要因搬举重物而过度使用她。

• 终身定期锻炼来使她保持强壮、可控，避免不自主活动和功能紊乱。

• 避免过度挑战性的锻炼，那可能会颠覆她的王者风范。

• 在运动间隙让她休息和放松，防止她过度紧张。

• 控制您的腰围，这样她就不会觉得"世界的重量"都压在她身上。

• 吃富含纤维的食物，喝足够的水，以防她耗竭而亡。

• 跳舞、做瑜伽、打太极，做一些涉及心灵/身体相互联系的运动，使她开心。

• 用快乐的心情来崇拜和尊敬她，来维护一生的健康。

（郭建宾　译　娄文佳，朱兰　审）

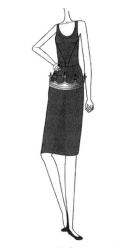

图 14-1　盆底肌——你核心肌群的"女王"

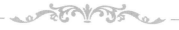

附录1
盆底功能评估表

完成下面的问题，如果有"是"的回答，请把填好的表格交给您的医生。

膀胱	否	是
您在打喷嚏或运动的时候漏尿吗？		
急迫感会导致尿频吗？		
您会因突然的急迫感漏尿吗？		
您每天排尿超过 6 次吗？		
在晚上，您会起床排尿超过 1 次以上吗？		
晚上，您会在床上漏尿吗？		
您是否在做锻炼时漏尿？		
漏尿影响您的生活质量吗？		
肠道		
您排便每天超过 3 次吗？		
您排便每周少于 2 次吗？		
您是否无法控制肠道排气？		
您会偶尔便失禁吗？		
您会觉得排便费力吗？		
您有痔疮或肛裂吗？		
大便完全排净有困难吗？		
性生活		
伴侣进入时是否感觉疼痛？		
您阴道的感觉在性生活中是否减退？		
您性高潮的强度是否不明显？		
脱垂		
在一天结束时，您的盆底是否感觉到"更沉重"一些？		
您的阴道口是否有膨出物（隆起物）？		
您是否有腹部、阴道或腰背痛？		
计算"是"的总数		

附录2
48小时膀胱记录表

日期	时间	体积(毫升)	尿垫状态	更换尿垫	液体摄入
9月12日	上午6:05	550	未使用	未使用	300毫升水
	下午9:45	240	潮	是	250毫升咖啡
	总排出量			总摄入量	

注:尿垫状态:干燥/潮/湿/浸透
　　更换尿垫:您是否更换尿垫? 是或否(如果没用尿垫请标N/A)
　　液体摄入:列出所有饮用的液体

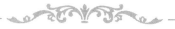

附录3
7天肠功能记录表

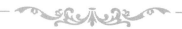

日期	时间	急迫感	漏出物类型	排出困难	疼痛	出血	质地和形状
6月4日	下午2点	否	气体	是	直肠	是	硬,块状
6月7日	上午8点	是	液体	否	否	否	软,鹅卵石状

注:急迫感:有明显的急迫感? 是/否

疼痛:是/否——如果是,记录疼痛的部位

漏出:非自主漏出固体、液体、黏液或气体;或者没有

出血:是/否

质地:如硬/软/水样

困难:排空困难/手法辅助(是/否)

形状:如香肠状/卵石状/块状

参考文献

第一章　盆底

Sapsford R, Hodges P, Richardson C. Activation of the abdominal muscles in a normal response to contraction of the pelvic floor muscles. Conference abstract p 117. ISC 1997. Yokohama.

Kiff E, Barnes P, Swash M. Evidence of pudendal neuropathy in patients with perineal descent and chronic straining at stool Gut 1984 25:1279-1282.

Subak LL. Weight loss to treat urinary incontinence in overweight and obese women. NEJM 2009.Vol 360:481-490(5).

Fynes M. Effect of pregnancy and delivery on posterior vaginal compartment. ISC proceedings 2003, Florence.

Salvesen K, Mørkved S. Randomised controlled trial of pelvic floor muscle training during pregnancy. BMJ. 2004 August 14; 329(7462): 378–380.doi: 10.1136/bmj.38163.724306.3A.

Wesnes SL, Hunskaar S, Bo K, and Rortveit G. Urinary Incontinence and Weight Change During Pregnancy and Postpartum: A Cohort Study. Am J Epidemiol. 2010 November 1; 172(9): 1034–1044.

O'Sullivan P, Twomey L, Allison G: Altered patterns of abdominal muscle activation in chronic back pain patients. Aust] Physio 43(2):91-98, 1997.

Jack G, Kikolova G, Vilain E, Raz S, Rodriguez L, Familial transmission of genitovaginal prolapse. Int Urogyn J 2006. Vol 17(5):498-501.

Norton PA, Baker JE, Sharp HC, Warenski JC. Genitourinary prolapse and joint hypermobility in women. Obstet Gynecol. 1995 Feb;85(2):225-8.

Sampsele C, Miller J, Mims B, Delancey J, Ashton-Miller J, Antonakos C. Effect of pelvic floor muscle exercise on transient incontinence during pregnancy and after birth. O&G 1998;91(3):406-412.

Eason E, Labrecque M, Marcoux S, Mondor M. Effects of carrying a pregnancy and method of delivery on urinary incontinence: a prospective cohort study. BMC Preg Child 2004;4:4.

Nixon G, Glazner J, Martin T, Sawyer S. Urinary incontinence in female adolescents after cystic fibrosis. Pediatrics 2002;110;2: e22.

Hunskaars S, A systematic review of overweight and obesity as risk factors and targets for clinical intervention for urinary incontinence in women. Neurourol Urodyn 2008;28(8):749-757.

Maserejian N, Giovannucci E, McVary K, McGrotherand C, McKinlay J.Dietary Macronutrient and Energy Intake and Urinary Incontinence in Women. Am. J. Epidemiol. (2010) 171 (10): 1116-1125.

Smith MD, Russell A, Hodges PW (2008) Is there a relationship between parity, pregnancy, back pain and incontinence? International Urogynecology Journal and Pelvic Floor Dysfunction 19: 205-211.

Stapleton DB, MacLennan AH, Kristiansson P (2002) The prevalence of recalled lower back pain during and after pregnancy: a South Australian population survey. Australian and New Zealand Journal of Obstetrics and Gynaecology 42:Issue 5: 482-485.

第二章　妊娠

Bo, K. (2009). Does pelvic floor muscle training prevent and treat urinary and fecal incontinence in pregnancy? Nat Clin Pract Urol, 6(3), 122-123.

Hay-Smith J, Morkved S, Fairbrother K, Herbison G. Pelvic floor muscle training for prevention and treatment of urinary and faecal incontinence in ante natal and post natal women. Evid Based Med. 2009;14(2):53.

Morkved S, Bo K, Schei B, Salvesen KA. Pelvic floor muscle training during pregnancy to prevent urinary incontinence: A single-blind randomized controlled trial. O&G. 2003. 101: 313-319.

Jack G, Kikolova G, Vilain E, Ras S, Rodriguez L. Familial transmission of genitovaginal prolapse. Int Urogyn 2006;17(5):498-501.

Norton P. Pelvic floor disorders:the role of fascia and ligaments. Clin Obstst Gynaec 1993;36:926-938.

Pool-Goudzwaard AL, Slieker ten Hove MC, Vierhout ME, Mulder PH, Pool JJ, Snijders CJ, et al. Relations between pregnancy-related low back pain, pelvic floor activity and pelvic floor dysfunction. Int.U.J.Pelvic Floor Dys. 2005;16(6):468-474.

Albert HB, Godskesen M, Korsholm L, Westergaard JG. Risk factors in developing pregnancy-related pelvic girdle pain. *Acta Obstet.Gynecol.Scand.* 2006;85(5):539-544.

Larsen E, Wilken-Jensen C, Hansen A, Jensen D, Johansen S, Minck H, et al. Symptom-giving pelvic girdle relaxation in pregnancy. I: Prevalence and risk factors. Acta Obstet.Gynecol.Scand. 1999 Feb;78(2):105-110.

Vleeming A, Albert H, Ostgaard H, Sturesson B, Stuge B. European guidelines on the diagnosis and treatment of pelvic girdle pain European Commission Research Directorate General Website 2005. backpaineurope.org/web/files/WG4_Guidelines.pdf.

Hammer RL, Perkins J, Parr R. Exercise during the childbearing year. J Perinat Educ. 2000;9:1-14.

Vleeming A, Albert HB, Ostgaard HC, Sturesson B, Stuge B. European guidelines for the diagnosis and treatment of pelvic girdle pain. Eur.Spine J. 2008 Jun;17(6):794-819.

Boissonnault J, Blaschak M. Incidence of diastasis recti abdominis during the childbearing year. Physical Therapy 1988;68:1082-1086.

Spitznagel T, Leong F, Van Dillen L. Prevelance of diastasis recti Abdominis in a urogynaelogical population. Int Urogyn J. 2007Vol 18(3):321-328.

Abramowitz L. Anal fissure and thrombosed external hemorrhoids before and after delivery. Dis Colon Rectum 2002;45:650-5.

Guyton, Hall 2005. Textbook of Medical Physiology (11 ed.) Philadelphia: Saunders. pp. 103g. ISBN 81-8147-920-3.

The Royal Australian and New Zealand College of Obstetricians and Gynaecologists. Use of prostaglandins for cervical ripening prior to the induction of labour [online]. 2009 [Cited 2010 Feb 10]. Available from: http://ranzcog.edu.au/publications/statements/C-obs22.pdf.

ACOG committee opinion:exercise during pregnancy and the post partum period. ACOG Int Gynaec Obstet 2002;77:79-81.

Kramer M, McDonald SW. Aerobic Exercise for Women During Pregnancy. Cochrane Database Systematic Review. 2006;(3): CD000180.

The Physical Activity Readiness Medical Examination for Pregnancy (PARmed-X for Pregnancy) csep.ca/forms.asp.

Mottola M, Davenport M, Brun C, Inglis S, Charlesworth S, Sopper M. VO2 peak prediction and exercise prescription for pregnant women. Med Sci Sports Exerc. 2006;38:1389-1395.

Baciuk E, Baciuk P,Pereira R, Cecatti J, Braga A, Cavalcante S. Water aerobics in pregnancy: Cardiovascular response, labor and neonatal outcomes. Reprod Health. 2008 Nov 21;5:10.

Bø K, Fleten C, Nystad W. Effect of antenatal pelvic floor muscle training on labor and birth. Obstet Gynecol. 2009 Jun;113(6):1279-84.

Hoff Braekken I, Majida M, Engh M, Bo K. Morphological changes after pelvic floor muscle trainng measured by 3D ultrasonography:a randominised controlled trial. O&G 2011;115:317-324.

第三章　分娩的准备

Beckmann MM, Garrett AJ. Antenatal perineal massage for reducing perineal trauma. Cochrane Database of Systematic Reviews 2006, Issue 1. Art. No.: CD005123. DOI: 10.1002/14651858.CD005123.pub2.

Parente MP, Natal Jorge RM, Mascarenhas T, Silva-Filho AL. The influence of pelvic muscle activation during vaginal delivery. O&G. 2010;115(4):804-8. PMID: 20308842.

Shek K, Langer SE, Chantarasorn V, Dietz H. Does the Epi-No device prevent levator trauma? A randomised controlled trial. Ultrasound in O&G. Volume 36, Issue S1, page 93, 2010.

Lawrence A, Lewis L, Hofmeyr GJ, Dowswell T, Styles C. Maternal positions and mobility during first stage labour. Cochrane Database 2009, Issue 2. Art. No.: CD003934. DOI: 10.1002/14651858.CD003934.pub2.

Hofmeyr GJ, Kulier R. Hands and knees posture in late pregnancy or labour for foetal malposition (lateral or posterior). Birth. 2005; 32:235-236.

Cluett ER, Burns E. Immersion in water in labour and birth. Cochrane Database of Systematic Reviews 2009, Issue 2. Art. No.: CD000111. DOI: 10.1002/14651858.CD000111.pub3.

Gupta JK, Hofmeyr GJ, Smyth R. Position in the second stage of labour for women without epidural anaesthesia. The Coch Database of Sys Rev 2004; 1. Art. No.: CD002006. DOI:10.1002/14651858.CD002006.pub2.

Dowswell T, Bedwell C, Lavender T, Neilson JP. Transcutaneous electrical nerve stimulation (TENS) for pain relief in labour. Cochrane Database of Systematic Reviews 2009, Issue 2. Art. No.: CD007214. DOI: 10.1002/14651858. CD007214.pub2.

Fahy K, Hastie C, Bisits A, Marsh C, Smith L, Saxton A. Holistic physiological care compared with active management of the third stage of labour for women at low risk of postpartum haemorrhage: A cohort study. Women and Birth 23;2010:146-152.

第四章　分娩的干预

Alfirevic Z, Devane D, Gyte GML. Continuous cardiotocography (CTG) as a form of electronic fetal monitoring (EFM) for fetal assessment during labour. Cochrane Database of Systematic Reviews 2006, Issue 3. Art. No.: CD006066. DOI: 10.1002/14651858.CD006066.

Anim-Somuah M, Smyth RMD, Howell CJ. Epidural versus non-epidural or no analgesia in labour. Cochrane Database of Systematic Reviews 2005,Issue4. Art.No.:CD000331.DOI:10.1002/14651858.CD000331.pub2.

Lieberman E, Davidson K, Lee-Parritz A, Shearer E (2005). Changes in fetal position during labor and their association with epidural anesthesia. Obstetrics & Gynaecology, 105(5, Part 1) 974-982.

Parente M,Natal Jorge R,Mascarenhas T,Fernandes A, Martins J. The influence of an occipito-posterior malposition on the biomechanical behavior of the pelvic floor. EJOG;1: S166-S169 (May 2009).

De Tayrac R, Panel L, Masson G, Mares P. Episiotomy and prevention of pelvic floor and perineal injuries. Gyn Obst Biol Reprod 2006;35(1):1S24.

Carolli G, Belizan J. Episiotomy for vaginal birth. 2001. Cochrane Database Systematic Review: CD 000081.

Boulvain M, Stan CM, Irion O. Membrane sweeping for induction of labour. Cochrane Database of Systematic Reviews 2005, Issue 1. Art. No.: CD000451. DOI: 10.1002/14651858.CD000451.pub2.

Meyer S, Hohlfeld P, 2001. Birth trauma: Short and long term effects of forceps delivery compared with spontaneous delivery on various pelvic floor parameters. BGOJ 107(11):1360-1370.

O'Mahony F, Hofmeyr GJ, Menon V. Choice of instruments for assisted vaginal delivery. Cochrane Database of Systematic Reviews 2010, Issue 11. Art. No.: CD005455. DOI: 10.1002/14651858.CD005455.pub2.

Parente M,Natal Jorge R,Mascarenhas T,Fernandes A, Martins J. The influence of an occipito-posterior malposition on the biomechanical behavior of the pelvic floor. EJOG;1: S166-S169 (May 2009).

Electronic Medical Compendium: http://www.medicines.org.uk/EMC/
medicine/16424/SPC/Syntocinon+Ampoules+10+IU+ml/.

第五章　分娩

Smith, C., & Dahlen, H. Caring for the pregnant woman and her baby in a
changing maternity service environment: the role of acupuncture. Acupuncture
in Medicine, 2009; 27(3). 123-125.

Phumdoung S, Pool M. Music reduces sensation and distress of labour pain.
Pain Management Nursing. 2003;4(2):54-61.

Hodnett ED, Gates S, Hofmeyr GJ, Sakala C. Continuous support for women
during childbirth.Cochrane Data Syst Rev. 2003;(3):CD003766.

Caldeyro-Barcia R. The influence of maternal position on time of spontaneous
rupture of the membranes, progress of labour, and foetal head compression.
Birth Family Journal 1979b; 6:7-15.

Sakala C. Vaginal or Caesarean Birth? A Systematic Review to Determine What
is at Stake for Mothers and Babies. Childbirth Connection 2006.

Anim-Somuah M, Smyth RMD, Howell CJ. Epidural versus non-epidural or no
analgesia in labour. Cochrane Database of Systematic Reviews 2005, Issue 4.
Art. No.: CD000331. DOI: 10.1002/14651858.CD000331.pub2.

Stark MA, Jones M. Advanced Preparation and Positive Labor Support Create
an Optimal Experience for Normal Birth. J Perinatal Education. 2006 ;15(2):
4–7.

Lawrence AM, Lewis L, Hofmeyr GJ, Dowsweel T, Styles C. Maternal Positions
and mobility During First Stage Labour Cochrane Data of Syst Rev 2009, 2. Art.
No CD003934. DOI:10.1002/14651858.CD003934.pub2.

Gottvall K, Allebeck P, Ekéus C. Risk factors for anal sphincter tears: the
importance of maternal position at birth. BJOG 2007;114(10):1266-72.

Dahlen, H. (2009). The relationship between maternal birth positions and
perineal outcomes in women giving birth in a birth centre over 12 years.Peri
Soc A & NZ 82.

Dahlen, H., Homer, C., Cooke, M., Upton, A., Nunn, R., & Brodrick, B.
'Soothing the ring of fire': Australian women's and midwives' experiences of
using perineal warm packs in the second stage of labour. Midwifery, 2009;
25(2), 39-48.

Caldeyro-Barcia R. The influence of maternal bearing down efforts during second stage on foetal well being. Birth Family Journal 1979a; 6:17-21.

Hofmeyr GJ, Hannah M. Planned Caesarean section for term breech delivery. Cochrane Database Systematic Review. 2003;(3):CD000166.

MacLennan A. Caesarean section does not reduce risk of pelvic floor dysfunction. British J of Obstet & Gynae.2000;107:1460–1470.

Roberts C, Tracey S, Peat B. Rates For Obstetric Intervention Among Private and Public Patients in Australia. BMJ 2000.15; 321(7254): 137–141.

Bamigboye AA, Hofmeyr GJ. Closure versus non-closure of the peritoneum at caesarean section. Cochrane Database of Systematic Rev. 2003, Issue 4. Art. No.: CD000163. DOI: 10.1002/14651858.CD000163.

Martensson L, Wallin G. Sterile water injections as treatment for low back pain during labour: a review. Aust NZ J Obstet Gynae, 2008; 48(4):369-374.

第六章　产褥早期

Thompson JF, Roberts CL, Currie M, Ellwood DA. Prevalence and persistence of health problems after childbirth: associations with parity and method of birth. Birth. 2002;29(2):83-94.

Spitznagel T, Leong F, Van Dillen L. Prevelance of diastasis recti Abdominis in a urogynaelogical population. Int Urogyn J. 2007;Vol 18(3):321-328.

Boissonnault J, Blaschak M. Incidence of diastasis recti abdominis during the childbearing year. Physical Therapy 1988;68:1082-1086.

Coldron Y, Stokes M J, Newham D J, Cook K 2007 Postpartum characteristics of rectus abdominis on ultrasound imaging. Manual Therapy. Epub.

Lee DG, Lee LJ, McLaughlin L. Stability, continence and breathing: the role of fascia following pregnancy and delivery. J Bodyw Mov Ther. 2008 Oct;12(4):333-48.

Viktrup L, Rortveit G, Lose G. Risk of stress urinary incontinence 12 years after the first pregnancy and delivery. O&G 2006;108(2):248-254.

Smith M, Coppieters M, Hodges P, 2007. Postural response of the pelvic floor and abdominal muscles in women with and without incontinence. Neuro Urodyn 26(3):377-385.

Wesnes SL, Hunskaar S, Bo K, and Rortveit G. Urinary Incontinence and Weight Change During Pregnancy and Postpartum: A Cohort Study. Am J Epidemiol. 2010 November 1; 172(9): 1034–1044.

Kearney R, Miller J, Ashton-Miller J, Delancey J. Obstetric factors associated with levator ani injury after vaginal birth. Obstet Gynecol 2006; 107:144-149.

Haylen B. The retroverted prolapse: ignored to date but core to prolapse. Inter Urogyn J. 2006; 17(6):555-558.

Bernardo M, Shek K, Dietz HP. Doesn partial avulsion of the levator ani matter for symptoms and signs of pelvic floor dysfunction? ICS-IUGA 2010 Toronto.

Slieker-ten Hove M, Pool-Goudzwaard AL, Eijkemans MJC, et al. Symptomatic pelvic organ prolapse and possible risk factors in a general population. Am J Obstet Gynecol 2009;200:184.e1-184.e7.

Shetle M, Jones P. 2006. Effect of vaginal pessaries on symptoms associated with pelvic organ prolapse. 31stst Int Urogyn Assoc meeting. Athens, Greece 2006.

Whitcomb E, Rortveit G, Brown J, Creasman J, Thom D, Van Den Eeden S, Subak L. Racial Differences in Pelvic Organ Prolapse. O & G. 2009; 114(6):1271–1277.

Wu W, Meijer O, Uegaki K, et al. Pregnancy related pelvic girdle pain (PGP), I: terminology, clinical presentation, and prevalence. Eur Spine J. 2004;13:575-589.

Albert H, Godskesen M, Westergaard J. Prognosis in four syndromes of pregnancy- related pelvic pain. Acta Obstet.Gynecol.Scand. 2001 Jun;80(6):505-510.

Thompson JF, Roberts CL, Currie M, Ellwood DA. Prevalence and persistence of health problems after childbirth: associations with parity and method of birth. Birth. 2002 Jun;29(2):83-94.

Norman E, Sherburn M, Osborne RH, Galea MP. An exercise and education program improves well-being of new mothers: a randomized controlled trial. Phys Ther. 2010 Mar;90(3):348-55. Epub 2010 Jan 7.

Thompson J, O'Sullivan P 2003. Levator plate movement during voluntary pelvic floor muscle contraction in subjects with incontinence and prolapse- across sectional study and review. Int Urogyn J Vol 14(2):84-88.

Goodman J. Postpartum depression beyond the postpartum years. JOG&NN.2004.Vol 33;4:410-420.

第七章　阴道分娩的康复

Dudding TC, Vaizey CJ, Kamm MA. Obstetric anal sphincter injury: incidence, risk factors, and management. Ann Surg. 2008 Feb;247(2):224-37.

Guise JM, Morris C, Osterweil P, Li H, Rosenberg D, Greenlick M. Incidence of fecal incontinence after childbirth. Obstet Gynecol. Feb 2007;109(2 Pt 1):281.

Matzel K, Manuel Besendörfer M, Kuschel S. The Anal Sphincter. Pelvic floor education .2008, Part V, 289-292, DOI: 10.1007/978-1-84628-505-9_36.

Altomare DF, Ratto C, Ganio E, Lolli P, Masin A, Villani RD. Long-term outcome of sacral nerve stimulation for fecal incontinence. Dis Colon Rectum. 2009;52(1):11-7.

Wray CC, Easom S, Hoskinson J. Coccydynia. Aetiology and treatment. J Bone Joint Surg Br. Mar 1991;73(2):335-8.

Foye PM. Ganglion impar injection techniques for coccydynia (coccyx pain) and pelvic pain. Anesthesiology. May 2007;106(5):1062-3.

第八章　剖宫产后康复

Moore ML. Reducing the Rate of Cesarean Birth. J Perinat Educ. 2002 Spring; 11(2): 41-43.

What Every Pregnant Woman Needs to Know About Caesarean Section (Revised). childbirthconnection.org.

Dodd JM, Crowther CA, Huertas E, Guise J-M, Horey D. Planned elective repeat caesarean section versus planned vaginal birth for women with a previous caesarean birth. Cochrane Database of Systematic Reviews 2004,Issue 4.Art.No.:CD004224. DOI:10.1002/14651858.CD004224.pub2.

Appleton B, Targett C, Rasmussen M, Readman E, Sale F, Permezel M, Vaginal birth after Caesarean section:an Australian multicentre study Australian and New Zealand Journal of Obstetrics and Gynaecology 2000. Vol 40(1):87-91.

Gregory KD, Korst LM, Fridman M, Shihady I, Broussard P, Fink A, Burnes Bolton L. Vaginal birth after cesarean: clinical risk factors associated with adverse outcome. Am J Obstet Gynecol. 2008 Apr;198(4):452.e1-10; discussion 452.e10-2.

Caughey A. Vaginal birth after cesarean 2008. Medscape emedicine.medscape.com/article/272187-overview.

第九章　盆底的自我评估

Haylen BT, de Ridder D, Freeman RM, Swift SE, Berghmans B, Lee J, Monga A, Petri E, Rizk DE, Sand PK, Schaer GN; IUGA/ICS joint report on the terminology for female pelvic floor dysfunction. Neurourol Urodyn. 2010;29(1):4-20.

Fernandi M, Shek K, Dietz HP. Diagnosis of levator avulsion injury: a comparison of three methods. ICS-IUGA 2010 Toronto.

Orejuela F, Shek K, Dietz HP. The time factor in the assessment of prolapse and levator ballooning. ICS-IUGA 2010 Toronto.

Kruger J, Dietz HP, Botelho C, Dumoulin C. Can we feel with our fingers as well as we see with ultrasound? ICS-IUGA 2010 Toronto.

Burrows L, Meyn L, Walters M, Weber A. Pelvic Symptoms in Women With Pelvic Organ Prolapse. O&G: November 2004 Volume 104;Issue 5:(1)982-988 doi: 10.1097/01.AOG.0000142708.61298.be.

第十章　剖宫产瘢痕，会阴切开和会阴撕裂

Liakakos T, Thomakos N, Fine PM, Dervenis C, Young RL. Peritoneal Adhesions: Etiology, Pathophysiology, and Clinical Significance.*Dig Surg.* 2001; 18: 260.

Lyell DJ, Caughey AB, Hu E, Daniels K. Peritoneal closure at primary cesarean delivery&adhesions.Obstet Gynecol.2005Aug;106(2):275-80.

Berman B, Valins W, Amini S, Viera M. Keloid and Hypertrophic Scar: Treatment & Medication. emedicine.medscape.com/article/1057599-treatment.

Baggish M, Karram, M, Anatomy of the vagina http://www.urmc.rochester.edu/smd/gme/prospective/obgyn/documents/wk11d-AnatomyoftheVagina.pdf.

MacLennan A, Taylor AW, Wilson DH, Wilson D (2000) The prevalence of pelvic floor disorders and their relationship to gender, age, parity and mode of delivery. British Journal of Obstetrics and Gynaecology 107: 1460-1470.

第十一章　产后性生活

Barrett G, Pendry E, Peacock J, Victor C, Thakar R, Manyonda I. "Women's sexual health after childbirth". BJOG 2000;107 (2): 186-95. doi:10.1111/j.1471-0528.2000.tb11689.x. PMID 10688502.

Brubaker L, Handa VL, Bradley CS, Connolly A, Moalli P, Brown MB, Weber A; Sexual function 6 months after first delivery. Obstet Gynecol. 2008 May;111(5):1040-4.

Rosenbaum T 2006. The role of physiotherapy in sexual health: Is it evidenced based? J Chartered Physio in Women's Health 99:1-5.

Barrett, G., Peacock, J., Victor, C. R., & Manyonda, I. (2005). Cesarean section and postnatal sexual health. Birth, 32(4), 306-311.

What are the risk factors for anal cancer? American Cancer Society. cancer.org/Cancer/AnalCancer/DetailedGuide/anal-cancer-risk-factors.

第十二章　产后恢复运动

Smith MD, Russell A, Hodges PW Disorders of breathing and continence have a stronger association with back pain than obesity and physical activity. Australian Journal of Physiotherapy 2006; 52: 11–16.

Hodges PW, Sapsford RR, Pengel LHM (2007) Postural and respiratory functions of the pelvic floor muscles. Neurology and Urodynamics 26: 362.

Kramer M, McDonald SW. Aerobic Exercise for Women During Pregnancy. Cochrane Database Systematic Review. 2006;(3): CD000180. The Physical Activity Readiness Medical Examination for Pregnancy (PARmed-X for Pregnancy) csep.ca/forms.asp.

第十三章　部分国家的分娩习俗和产后护理

The United Nations Population Fund http://67.205.103.77/about/index.htm.

Elneil S. Vesico-vaginal & recto-vaginal fistula in the developing world. ICS News (5)2007. International Continence Society.

Sufang G, Padmadas S, Fenhmin Z, Brown J, Stones W. Delivery settings and caesarean section rates in China. WHO Programmes and projects, 2007;733-820. Bulletin of the World Health Organization. Volume 85:10.

Hogan MC, Foreman KJ, Naghavi M, et al. Maternal Mortality for 181.